Salicylate nicht für jeden verträglich

Johanna Kallert

Salicylate nicht für jeden verträglich

Wie Sie Salicylatintoleranz erkennen
und Salicylate meiden können

Johanna Kallert

Impressum:

Text und Layout: Johanna Kallert
Wissenschaftliche
Beratung: Professor Dr. med. H.-W. Baenkler
Lektorat: Thorsten Kallert
Cover-Foto: Pixabay
Druck: Create Space

Herausgeberin und inhaltlich Verantwortliche:

Johanna Kallert
Mozartstraße 5
96148 Baunach
Mail: jkallert@web.de
Internet: www.gesundheit-ganzheitlich.com
           www.psychologische-beratung-kallert.de

ISBN: 1717088821
ISBN-13: 978-1717088826

Erscheinungsdatum 1. Auflage Juni 2018
Aktualisiert Januar 2023

Inhalt:

ÜBER DIESES BUCH

Salicylate sind für manche Menschen nicht verträglich. Dieses Buch ist der erste deutschsprachige Ratgeber über Salicylatintoleranz. Es informiert Sie umfassend und verständlich über Salicylatunverträglichkeit, eine bisher wenig bekannte Krankheitsursache, die sich in vielfältigen Beschwerden äußert.

Haftungsausschluss:

Das Buch „Salicylate nicht für jeden verträglich" wurde sorgfältig recherchiert und dient der Information über eine mögliche Salicylatintoleranz. Es erhebt keinen Anspruch auf Vollständigkeit und ersetzt keine ärztliche Diagnose oder Therapie. Bitte setzen Sie keine Medikamente eigenmächtig ab und beenden Sie keine ärztlichen Therapien ohne Rücksprache mit Ihrem Arzt. Die Autorin übernimmt keine Haftung für mögliche Schäden, die sich aus der unsachgemäßen Anwendung der hier vorliegenden Informationen ergeben.

VORWORT

Willkommen liebe Leser, schön, dass Sie dieses Buch gefunden haben und sich nun über Salicylatintoleranz informieren möchten.

Ich habe mich entschlossen, diesen Ratgeber zu schreiben, weil ich als Betroffene über eine oft nicht erkannte Krankheitsursache informieren will.

Ich litt seit meiner Kindheit selbst an Salicylatintoleranz, bevor sie endlich entdeckt wurde. Bevor ich erfahren durfte, was denn die Ursache meiner chronischen Nebenhöhlenprobleme (Sinusitis), krampfartigen Hustenanfälle und sonstigen Probleme war, hätte ich schon manchmal verzweifeln können.

Jede noch so kleine „Erkältung" wuchs sich zum Dauerinfekt aus. Besonders wenn ich sie mit den üblicherweise empfohlenen Erkältungspräparaten, wie Lutschtabletten oder Erkältungstees, bekämpfen wollte, wurde alles nur noch schlimmer.

Monatelang fühlte ich mich abgeschlagen und nicht leistungsfähig. Ich lief von Arzt zu Arzt, von Klinik zu Klinik, doch niemand konnte mir helfen.

Oft wurden meine Krankheitssymptome als psychisch abgetan, als „nervöser Husten" zum Beispiel. Ich sollte mich entspannen und nicht ständig mit meinen Krankheitssymptomen beschäftigen, wurde mir geraten. Und mit einem Rezept für ein „pflanzliches Heilmittel" durfte ich die Sprechstunde wieder verlassen. Wieder einmal erhielt ich keine wirkliche Hilfe. Im Gegenteil, so manches Medikament verschlimmerte meine Krankheit sogar noch mehr.

Auch andere Symptome kamen dazu, zum Beispiel häufige Magenprobleme, Hautreaktionen, Nervenschmerzen, Niedergeschlagenheit bis hin zur chronischen Erschöpfung. Manchmal wusste ich nicht, wie ich meinen Alltag meistern sollte.

Und dann kam irgendwann endlich die richtige Erkenntnis. Ich erinnere mich noch genau an den Tag, als ich im Internet zum ersten Mal auf das Thema Salicylatintoleranz stieß. Salicylate wurden dort als mögliche Ursache einer chronischen Sinusitis genannt.

Ich war wie elektrisiert und wusste sofort, das ist der Schlüssel zur Lösung. Warum hatte mir das keiner der Fachärzte gesagt? Ich recherchierte immer mehr zu diesem Thema und fand mich in vielen beschriebenen Symptomen wieder.

Überglücklich konnte ich nun meine Gesundheit selbst in die Hand nehmen. Ich hatte die Ursache gefunden und konnte durch Meiden der unverträglichen Substanzen endlich meine Beschwerden lindern.

Allerdings merkte ich dabei sehr schnell, dass es gar nicht so einfach war, alle Salicylat-Quellen ausfindig zu machen. Immer wieder kam es vor, dass ich versehentlich oder aus Nachlässigkeit doch wieder meine Toleranzgrenze überschritten hatte, was meine Symptome mir dann deutlich zeigten.

Es war eine Zeit voller Unsicherheiten und Fragen. Was darf ich überhaupt noch essen? Was verursacht meine Beschwerden? Ist es das, was ich unmittelbar vorher gegessen habe? Oder ist meine verstopfte Nase eine Spätreaktion auf mein gestriges Abendessen?

Was sind die schlimmsten Auslöser, die ich gänzlich meiden sollte? Und was darf ich mir ab und zu noch gönnen? Diese Überlegungen beschäftigten mich sehr und machten mich manchmal ratlos.

Essen ist ja auch Lebensqualität, und ich wollte nicht jede Zutat gleich misstrauisch als potentiellen Krankheitsauslöser verdächtigen. Denn das war ganz schön nervig. Sollte das jetzt mein Leben lang so weitergehen? Oder gab es Möglichkeiten, meine Verträglichkeitspalette wieder zu vergrößern? Wenn ja, was konnte ich dafür tun?

Sie sehen, liebe Leser, die Diagnose Salicylat-Intoleranz wirft Fragen über Fragen auf. Sicher kennen Sie solche Fragen und Unsicherheiten aus eigener Erfahrung.

Ich gebe zu, ich habe auch noch nicht die allgemeingültige Antwort auf alle diese Fragen gefunden. Aber ich habe viel recherchiert und viel ausprobiert, und nicht zuletzt habe ich mein intuitives Wissen angezapft. So habe ich einen Weg gefunden, um einigermaßen genussvoll und doch diätbewusst essen und leben zu können. Dieses Wissen und meine Gedanken und Erkenntnisse will ich Ihnen mit diesem kleinen Ratgeber zur Verfügung stellen.

Ich schreibe bewusst keinen langen Roman, denn ich weiß aus eigener Erfahrung, dass man als Betroffener einer wenig bekannten Unverträglichkeit vor allem hilfreiche Tipps und Informationen sucht. Diese werden Sie in meinem Buch kurz und übersichtlich zu lesen finden.

In den ersten Kapiteln des Buches beschreibe ich zunächst, was Salicylatintoleranz bedeutet, welche Symptome dabei auftreten können, und welche biochemischen Abläufe im Körper zu den Beschwerden führen.

Anschließend geht es dann um die Diagnose und um Diät-Empfehlungen, also um Hinweise, was es mit einer Salicylatintoleranz zu meiden gilt.

Zum Schluss stelle ich Ihnen noch die unterschiedlichen Therapiemöglichkeiten vor und biete Ihnen einen entspannenden Meditationstext, der Ihren „inneren Heiler" aktivieren hilft.

Ich wünsche Ihnen nun viel Freude und hilfreiche Erkenntnisse beim Lesen. Denken Sie aber bitte daran, dass jeder Mensch einzigartig ist. Deshalb können die Informationen in diesem Buch lediglich Anhaltspunkte sein und aufzeigen, worauf bei einer Salicylatintoleranz zu achten ist.

Die Informationen in diesem Buch können keine medizinischen Empfehlungen darstellen und auch keine allgemeingültigen Diätanweisungen liefern. Sie werden Ihnen aber dabei helfen, dass Sie Ihre persönlichen Unverträglichkeiten leichter erkennen und künftig besser damit umgehen können.

Eine salicylatarme Diät ist zwar einschränkend und erfordert ein gewisses Maß an Selbstdisziplin, doch die Belohnung dafür sind eine deutlich verbesserte Gesundheit und mehr Vitalität.

Genau das wünsche ich Ihnen von Herzen, liebe Leser. Wenn ich mit meinem Buch dazu beitragen kann, dass Sie (zumindest ein wenig) gesünder und glücklicher werden, hat es seinen Zweck erfüllt.

Alles Gute für Sie
Ihre Johanna Kallert

Danke

Bevor ich nun beginne, möchte ich mich von Herzen bei all den Menschen bedanken, die mich auf meinem Weg unterstützt und mir geholfen haben, diesen Ratgeber zu schreiben.

Danke an die engagierten Ärzte und Forscher, die sich dem Thema Salicylatintoleranz widmen und damit mir und vielen Betroffenen helfen.

Danke an Herrn Professor Dr. med. Hanns-Wolf Baenkler für die interessanten Gespräche und das Fachsimpeln zum Thema Salicylate und für seine wertvolle, wissenschaftliche Beratung zu diesem Buch.

Danke an meinen Sohn Thorsten, der in schwierigen Lebensphasen immer für mich da war und jetzt dieses Buch sorgfältig lektoriert und verbessert hat.

Und danke an meinen Lebenspartner Fredy, der stets Verständnis und Mitgefühl für meine Salicylat-Symptome hatte und mich immer wieder ermunterte, diesen Ratgeber zu schreiben.

Danke an alle, die mein Buch lesen und lieben werden.

Danke.

SALICYLATINTOLERANZ – WAS IST DAS EIGENTLICH?

Salicylatintoleranz ist eine Unverträglichkeit von Salicylaten. Schon kleine Mengen an Salicylaten lösen bei Menschen mit Salicylatintoleranz verschiedene akute oder chronische Beschwerden aus. Doch was sind Salicylate und wo sind sie enthalten? All das erfahren Sie auf den folgenden Seiten.

Salicylate sind die Salze der Salicylsäure, und Salicylsäure ist eine biologische Substanz, die von Natur aus in vielen Pflanzen vorkommt. Zudem wird sie aber auch seit mehr als 100 Jahren in großen Mengen im Labor chemisch erzeugt. Die Salicylsäure ist die Ausgangssubstanz der Acetylsalicylsäure (ASS), einem pharmakologischen Wirkstoff, der unter dem Markennamen Aspirin® bekannt ist.

Aspirin® findet Verwendung in freiverkäuflichen Schmerzmedikamenten und wird zudem zur Blutverdünnung als Vorbeugung gegen Gefäßverschlüsse eingesetzt. Eine Reihe weiterer Medikamente enthalten ebenfalls Salicylsäure-Verbindungen, sie kommen zum Beispiel bei Darmentzündungen zum Einsatz. Wegen Ihrer hautauflösenden Eigenschaften wird ASS außerdem zur Behandlung von Warzen oder Hühneraugen angewandt.

Die so genannten nichtsteroidalen Antirheumatika (NSAR), also entzündungshemmende Schmerz- und Rheuma-Medikamente ohne Cortison, gleichen den Salicylaten und haben eine ähnliche Wirkung. Für Menschen mit Salicylatintoleranz sind sie in der Regel ebenfalls unverträglich.

Weiterhin dient Salicylsäure als Basis für Duft- und Aromastoffe, sowie als Konservierungsstoff in Medikamenten, Kosmetika, Haushalts- und Reinigungsmitteln.

Auch in pflanzlicher Nahrung finden sich Salicylsäure und ihre Salze, die Salicylate. Zum einen kommen sie dort von Natur aus vor, zum anderen werden unterschiedlichste salicylatähnliche Substanzen von der Lebensmittelindustrie zugesetzt.

Acetylsalicylsäure gilt für viele Menschen als hilfreiches Medikament, doch sie ist leider nicht für jeden verträglich. Eine unerkannte Salicylatintoleranz kann zu vielfältigen Beschwerden führen.

Zuviel Salicylsäure ist generell toxisch, das ist in der Medizin bekannt. So äußert sich die akute Salicylat-Vergiftung in Angstattacken, Schwitzen, Ohrensausen, Tinnitus, Übelkeit, Erbrechen und Hyperventilation (zu schnelles Atmen). In schweren Fällen kann es zu Hörverlust, Übererregbarkeit, Krampfanfällen, Desorientierung und schließlich sogar zum Koma kommen.

Auch eine verstärkte Blutungsneigung, wie etwa Nasenbluten oder Bluten im Magen/Darm-Trakt, kann auftreten. Weiterhin sind Organschäden an Leber, Bauchspeicheldrüse und Nieren bis hin zum Organversagen möglich.

Die Salicylate sind in zu hoher Konzentration deshalb so giftig, weil sie das Zentrum der Energiegewinnung, den so genannten Citratzyklus, angreifen. Sie entkoppeln die Bildung des wichtigen ATP-Moleküls. ATP (Adenosintriphosphat) ist ein wichtiger chemischer Energieüberträger in den Körperzellen, er wird im Grunde für alle Funktions-, Entgiftungs- und Stoffwechselvorgänge in den Zellen benötigt. Wird durch ein Übermaß an Salicylaten zu viel ATP zerstört, können lebenswichtige Körperfunktionen nicht mehr richtig ablaufen.

Natürlich sind die Salicylat-Konzentrationen, die wir normalerweise dem Körper zuführen, weit unterhalb dieser toxischen Dosis. Es ist allerdings individuell verschieden, wie viel an Salicylaten jemand verträgt, und ab wann die persönliche Verträglichkeitsschwelle überschritten wird. Dies hängt einerseits von der genetischen Konstitution ab, andererseits wohl auch von äußeren Faktoren wie Stress und Überlastung.

Wenn die Verträglichkeitsgrenze überschritten ist, reagiert der Körper mit vielfältigen Symptomen, die aber leider oft nicht als Salicylat-Überlastung erkannt werden.

Typischerweise sind häufig Haut und Schleimhäute betroffen, aber auch das Zentralnervensystem kann angegriffen werden, und manchmal reagiert sogar das gesamte Kreislaufsystem mit schockähnlichen (anaphylaktoiden) Reaktionen auf Salicylate.

Es gibt Menschen mit einer, vermutlich genetisch bedingten, Überempfindlichkeit gegen Salicylate. Diese Personen reagieren schon auf kleine Salicylatmengen, wie sie auch in der Nahrung vorkommen, mit Unverträglichkeitssymptomen. Generell kann sich eine Salicylatunverträglichkeit entweder in akuten oder aber in chronischen Beschwerden äußern.

- Im ersten Fall kann es zu allergieähnlichen Sofortreaktionen (Pseudoallergien) kommen, bis hin zum anaphylaktoiden, nicht-allergischen Kreislaufschock.

- Im zweiten Fall sind chronische Veränderungen an Haut und Schleimhäuten typisch, bekanntestes Beispiel hierfür ist die Bildung von Nasenpolypen.

Schon im Jahr 1902 beschrieb ein Arzt namens Hirschberg diverse Unverträglichkeitsreaktionen auf acetylsalicylsäurehaltige Medikamente. Und im Jahr 1922 erkannten die Ärzte Fernand Widal und Max Samter, dass Salicylate bei manchen Menschen zu Asthma-Anfällen führten.

Bei anderen Patienten verursachten Salicylate chronischen Nasenpolypen mit der Folge von Nebenhöhlenproblemen. Diese Symptom-Kombination von Aspirin®-Unverträglichkeit, Asthma und Polypen ist in der Medizin als Samter Trias bekannt.

Schätzungen zufolge leidet etwa jeder fünfte bis siebte Asthmatiker und jeder sechste Patient mit Nasenpolypen an einer Salicylatunverträglichkeit, wobei es natürlich auch eine gewisse Dunkelziffer zu beachten gilt. Denn, wie im Vorwort schon erwähnt, erkennen nicht alle Fachärzte diese Intoleranz oder ordnen sie nicht den Beschwerden zu.

Doch wie kommt es zu diesen übersteigerten, krankhaften Reaktionen auf Salicylate, was läuft da genau im Körper ab? Und warum reagieren manche Menschen so überempfindlich auf Salicylate, während andere sie anscheinend problemlos tolerieren?

Das hängt mit dem Stoffwechsel einer Fettsäure, der so genannten Arachidonsäure, zusammen und mit dem Gleichgewicht der Abbauprodukte, die aus dieser Fettsäure gebildet werden.

Salicylat greift in dieses Gleichgewicht ein und verschiebt es in Richtung krankmachendes Ungleichgewicht. Lesen Sie nun, was dabei im Einzelnen passiert.

SALICYLATE UND ARACHIDONSÄURE

Der Stoffwechsel der Arachidonsäure findet in allen kernhaltigen Zellen bei allen Säugetieren statt. Dort ist die Arachidonsäure Teil der so genannten Phospholipide. Diese sind wichtige Bestandteile unserer Körperzellen und befinden sich in den Membranen von Mitochondrien, im Zellinneren und in den Zellwänden.

Die Phospholipide können durch bestimmte Enzyme, die Phospholipasen, abgespalten werden, so dass die darin gebundene Arachidonsäure freigesetzt wird.

Cortison, das in der Nebenniere gebildet wird, hemmt die Phospholipasen und verringert das Freisetzen der Arachidonsäure. Mehr dazu werden Sie im Kapitel über die Behandlung der Salicylatintoleranz lesen.

Doch was passiert nun mit der Arachidonsäure, nachdem sie aus den Zellverbindungen herausgelöst wurde? Sie wird biochemisch umgewandelt zu einer Reihe von Substanzen, die unter dem Begriff Eicosanoide zusammengefasst werden.

Diese Eicosanoide fungieren als wichtige Signalübermittler oder Botenstoffe im Gewebe, sie werden in der Medizin als Mediatorsubstanzen bezeichnet.

Das biochemische Umwandeln der Arachidonsäure zu Eicosanoiden ist über zwei unterschiedliche Reaktionswege möglich, denn es stehen hierfür zwei Enzymgruppen zur Verfügung:

- Die erste dieser Enzymgruppen sind die so genannten Cyclooxygenasen (abgekürzt Cox). Sie wandeln die Arachidonsäure zu verschiedenen Prostaglandinen und zu Thromboxan um. Einige dieser Prostaglandine fördern Entzündungen und Schmerzen im entsprechenden Gewebe. Thromboxan erhöht die Gerinnbarkeit des Blutes und kann zur Verklumpung von Blutplättchen (Thrombozyten) führen.

- Die zweite dieser Enzymgruppen sind die Lipoxygenasen (abgekürzt Lox). Sie wandeln die Arachidonsäure zu Leukotrienen um. Leukotriene fördern zum Beispiel die Bildung von zähem Schleim, sowie das Zusammenziehen (die Kontraktion) der glatten Muskulatur.

Glatte Muskulatur kommt in den Blutgefäßen, im Verdauungstrakt, in den Atemwegen und teilweise in der Haut vor. Wenn Leukotriene nun eine übermäßige Kontraktion dieser Muskeln bewirken, spüren Sie dies zum Beispiel als Bronchialkrämpfe oder Asthma-Anfälle.

Welche Eicosanoide in welcher Menge aus der Arachidonsäure entstehen, hängt von der Aktivität der Cyclooxygenasen im Vergleich zur Aktivität der Lipoxygenasen ab. Das Verhältnis dieser Enzymaktivitäten ist von Mensch zu Mensch unterschiedlich, je nach genetischer Ausstattung.

Nun kommen wieder die Salicylate ins Spiel, denn sie hemmen die Cyclooxygenasen. Salicylate und nichtsteroidale Antirheumatika (NSAR) wirken als so genannte Cox-Hemmer. Sie sorgen dafür, dass weniger Prostaglandine und Thromboxane gebildet werden. Diese Wirkung ist therapeutisch beabsichtigt, um schmerzhafte Entzündungen zu hemmen und Blutgerinnseln vorzubeugen.

Da aber durch die Einwirkung von Salicylaten der Cox-Abbauweg der Arachidonsäure mehr oder weniger stark blockiert ist, erfolgt der Abbau verstärkt über den Lox-Weg, es bilden sich also vermehrt Leukotriene.

Leukotriene haben bei gefährlichen Infektionen durchaus ihren Sinn. Sie können aber auch, wie beschrieben, zu Asthma und weiteren Problemen in den Atemwegen, im Verdauungstrakt und auch im Nervensystem führen.

Bei Menschen die von Natur aus schon eine höhere Lox-Aktivität aufweisen, verstärken Salicylate dieses Ungleichgewicht zwischen Leukotrienen und Prostaglandinen noch mehr.

Inzwischen hat die Wissenschaft erkannt, dass Salicylate auch auf anderen Wegen wirken. Sie greifen in das Immunsystem ein und aktivieren verschiedene Faktoren der Immunabwehr, so zum Beispiel die Mastzellen.

Aktivierte Mastzellen schütten vor allem den Botenstoff Histamin aus. Zu viel Histamin führt ebenfalls zu einer Reihe von Beschwerden und ist unter dem Begriff Histaminintoleranz bekannt.

Häufig wird Histaminintoleranz nur als Folge einer zu histaminreichen Ernährung angesehen. Schwerer Rotwein, alter, gereifter Käse, gereifte Wurstwaren, wie Schinken und Salami, gelten zum Beispiel als sehr histaminreich.

Doch da Histamin nicht nur aus der Nahrung, sondern auch aus den Mastzellen des eigenen Körpers stammt, ist eine histaminarme Diät nicht immer ausreichend.

In den letzten Jahren wurde hierbei das Problem der Mastzellaktivierung erkannt und intensiv erforscht. Es wurde das Krankheitsbild der chronischen Mastzellaktivierung beschrieben und als Mastzellaktivierungssyndrom bezeichnet.

Lesen Sie im nächsten Kapitel, was es mit dieser neu entdeckten Krankheit auf sich hat.

SALICYLATE UND MASTZELLAKTIVIERUNG

Das Mastzellaktivierungssyndrom (MCAS) ist ein Krankheitsbild, das ähnlich wie die Salicylatintoleranz zu vielfältigen Beschwerden führt, die durch vermehrt gebildete Mediatorsubstanzen (Botenstoffe) im Gewebe ausgelöst werden.

Mastzellen sind grundsätzlich überall im Körper anzutreffen, besonders dicht sind sie an den Schleimhäuten zu finden. Sie sind so etwas wie die Wachposten der Schleimhäute, die die Abwehr gegen Eindringlinge mobilisieren sollen. Doch immer mehr Menschen sind von übermäßiger Mastzellaktivität betroffen.

Entweder kommt es dann zur so genannten Mastozytose, also zu einer vermehrten Bildung von Mastzellen, oder aber, die Mastzellen sind leicht irritierbar und schütten schon bei kleinsten Reizen, wie Wind, Kälte, Erschöpfung oder Stress, ihre Botenstoffe aus. Auch bestimmte Nahrungsmittel lösen diese Mastzellaktivität aus, außerdem sehr viele Medikamente und natürlich auch Salicylate.

Aktivierte Mastzellen setzen eine Reihe von Botenstoffen frei, wie zum Beispiel Histamin. Darüber hinaus werden noch weitere Entzündungsmediatoren vermehrt ausgeschüttet, so auch die schon beschriebenen Leukotriene.

Die frei gesetzten Botenstoffe irritieren den Organismus auf vielfältige Weise. Das Krankheitsbild der chronischen Mastzellaktivierung äußert sich demnach auch in multiplen Beschwerden, wie zum Beispiel Kopfschmerzen, chronischer Erschöpfung, Müdigkeit und Frösteln, oft in Verbindung mit Atemwegs-, Verdauungs- und Hautproblemen.

Folgende Symptome stehen mit einer Histaminüberlastung des Körpers aufgrund von MCAS in Zusammenhang:

- Das akuteste Symptom einer Histaminüberlastung ist der so genannte „Histaminflush". Darunter versteht man eine plötzlich auftretende Rötung im Gesichts- und Halsbereich, verbunden mit einem Hitzegefühl.

- Auch die Urtikaria, also eine Quaddelbildung auf der Haut, ähnlich wie durch Brennesseln verursacht, ist ein Zeichen dafür, dass viel Histamin, zum Beispiel als Reaktion auf Salicylate, ausgeschüttet wurde.

- Kopfschmerzen sind eher chronische Histamin-Symptome, vor allem die Migräne oder der so genannte Cluster-Kopfschmerz, ein einseitiger, sehr heftiger, unangenehmer Schmerz.

- Schnupfenähnliche Symptome, wie laufende Nase oder Schleimhautschwellungen in Rachen oder Nebenhöhlen, verbunden mit Kiefer- oder sogar Zahnschmerzen, sind ebenfalls oft durch Histamin (mit)verursacht.

- Magen- und Darmsymptome, wie Schleimhautreizungen oder Übelkeit können durch Histamin verursacht sein.

- Nervenmissempfindungen und Nervenschmerzen (Neuropathie) können ein Zeichen für zu viel Histamin im Körper sein.

- Die Empfindung, sich wie vergiftet zu fühlen, kommt ebenfalls bei starker Histaminüberlastung vor.

- Auch Kreislaufsymptome und Blutdruckabfall können durch Histamin bedingt sein.

- Ohrensausen, übersteigerte Wahrnehmung für Sinnesreize, Licht-, Geräusch- und Geruchsempfindlichkeit sind ebenfalls ein mögliches Histamin-Symptom.

- Selbst schwere psychische Krankheiten, wie zum Beispiel die Schizophrenie, wurden mit einer chronischen Histaminüberlastung (Histadelie) in Verbindung gebracht.

Wie Sie sehen, liebe Leser, kann ein Überschuss an Histamin aus den aktivierten Mastzellen zu breitgefächerten körperlichen oder psychischen Beschwerden führen.

Die Diagnose der MCAS erfolgt dann auch hauptsächlich über das Abfragen der typischen, vielfältigen Symptomatik. Es wurden hierfür spezielle Fragebögen entwickelt, die dazu dienen sollen, eine MCAS festzustellen oder von anderen Krankheiten abzugrenzen.

Mir stellt sich hier aber auch die Frage nach der Ursache. Warum sind die Mastzellen denn bei vielen Menschen so leicht aktivierbar? Ist die Hauptursache auch hier die zunehmende Belastung mit Salicylaten?

Ärzte, die sich mit der Mastzellaktivierungskrankheit beschäftigen, beobachten, dass oft beide Störungen, die Mastzellaktivierungskrankheit und die Salicylatintoleranz, nebeneinander bestehen. Heißt das nun, dass Salicylate „schuld" sind an beiden Störungen? Sind es die Salicylate, die sowohl Leukotriene als auch Histamin aus den Mastzellen freisetzen?

Klar ist jedenfalls, dass Salicylate zu den Histaminliberatoren gehören. Das heißt, sie bewirken, dass vermehrt Histamin ausgeschüttet wird. Viele Nahrungsmittel und andere Einflüsse, wie zum Beispiel Kälte, Luftzug, Lösungsmittel oder Medikamente wirken auf ähnliche Weise auf die Mastzellen ein.

Häufig werden solche „unerklärlichen" Symptome als psychosomatisch oder sogar hypochondrisch bedingt eingestuft. In der Psychopathologie hat man für wechselnde Beschwerden, für die der Arzt keine „richtige" Ursache finden kann, die Diagnose Somatisierungsstörung definiert. Und den Patienten wird erklärt, dass psychische Probleme die Ursache ihrer Symptome sind.

Schiebt man hier die Patienten nicht allzu vorschnell auf die „Psychoschiene" und tut ihnen damit möglicherweise unrecht? Wäre eine Aufklärung über Nahrungsfaktoren als mögliche Auslöser nicht hilfreicher als nur die so genannte „Psychoedukation"?

Zum Glück gibt es engagierte Mediziner, die das Problem der Salicylatintoleranz und/oder der Mastzellaktivierung kennen und die Symptome dann ihrer wahren Ursache zuordnen können.

Und zum Glück gibt es auch immer mehr Betroffene, die sich selbst informieren, wenn sie sich vom Arzt nicht ernst genommen fühlen. Oft gehen die Hinweise auf eine mögliche Salicylatintoleranz vom informierten Patienten selbst aus.

Lesen Sie nun, bei welchen Krankheitsbildern Sie an eine mögliche Salicylatintoleranz als (Mit-)Ursache denken sollten.

SALICYLATINTOLERANZ SYMPTOME

Eine Salicylatintoleranz kann sich in vielfältigen Symptomen äußern. Am bekanntesten ist die bereits erwähnte Samter Trias, also die Symptom-Kombination aus Nasenpolypen, Asthma und Aspirin®-Unverträglichkeit.

Doch dieses wissenschaftlich definierte Wissen kommt in der heutigen Medizin-Ausbildung kaum noch vor. Vielleicht liegt dies daran, dass die moderne Medizin generell nicht auf Ursachensuche, sondern auf Symptom-Linderung ausgerichtet ist.

Ärzte haben sich bei ihren Diagnosen nach der so genannten ICD-10 zu richten, dem international gültigen Diagnose-Richtlinienwerk der WHO. Die ICD-10 ist nicht ätiologisch, also nicht ursachenforschend, sondern deskriptiv phänomenologisch aufgebaut. Das heißt, es werden Symptome beschrieben und einem festgelegten, definierten Krankheitsbegriff zugeordnet.

So gibt es in der ICD-10 zwar einen Diagnose-Schlüssel für eine Analgetika-Intoleranz (Schmerzmittel-Intoleranz). Doch diese wird isoliert beschrieben und nicht mit salicylat-typischen Krankheitsbildern in Zusammenhang gebracht. Auch gibt es dort keinen Hinweis, dass Salicylate auch in der Nahrung enthalten sind.

Es gibt also in der ICD-10 zum Beispiel keine salicylatbedingte Magenschleimhautentzündung (Gastritis) oder salicylatbedingte Darmentzündung (Enteritis). Somit können Ärzte diese ursächliche Diagnose im Grunde gar nicht stellen, obwohl sie in der Praxis manchmal existiert und durch Salicylatverzicht ursächlich geheilt werden könnte.

Problematisch ist auch, dass Salicylate über die Mastzellaktivierung überall im Körper Symptome verursachen können. Sucht ein Patient mit multiplen Beschwerden nun verschiedene Fachärzte auf, berücksichtigt jeder von ihnen meist nur sein eigenes Spezialgebiet, kann aber die ganzheitliche Ursache dahinter nicht erkennen.

Statt solche Zusammenhänge zu erkennen, ist man dazu übergegangen, die Ursache vieler chronischer Beschwerden als psychosomatisch zu definieren. So wurden in der modernen Psychiatrie die so genannten „Holy Seven" definiert.

Dabei wurden sieben Krankheitsbilder als (angebliche) Psychosomatosen eingestuft, also als psychisch bedingte Krankheiten. Dazu zählen Asthma, Neurodermitis, Rheuma, Dickdarmentzündung, Magengeschwür, Bluthochdruck und die Schilddrüsenüberfunktion. Sicher können innerpsychische Konflikte auch organische Krankheiten auslösen. Doch ist wirklich immer alles psychosomatisch?

Könnte manche Krankheit nicht umgekehrt auch somatopsychisch sein? Könnten nicht auch organische Ursachen vielerlei psychische Symptome hervorbringen? Vor allem bei Asthma wurde erkannt, dass eben nicht die Psyche allein, sondern auch eine Salicylatintoleranz die Ursache sein kann.

Jedoch ist das Auflisten von Symptomen, die eindeutig einer Salicylatintoleranz zuzuordnen sind, schwierig. Generell vermögen Salicylate, Haut- und Schleimhautschäden auszulösen. Ferner kommt es vor, dass auch das Nervensystem und das Herz-Kreislaufsystem empfindlich auf Salicylate reagieren.

Verschiedene Ärzte haben in der Vergangenheit immer wieder bestimmte Symptome als salicylatbedingt erkannt und beschrieben. Auch wenn dies nicht immer eindeutig bewiesen werden konnte, scheinen salicylatarme Diäten sehr heilsam gewesen zu sein. Nachfolgend beschreibe ich nun einige Symptome und Krankheitsbilder, die vermutlich durch Salicylate (mit-)verursacht werden.

Anaphylaktoide, nichtallergische Reaktion

Die anaphylaktoide Reaktion ist eine Akutreaktion auf Salicylate, die nicht allergisch bedingt ist. Es wird hierbei plötzlich Histamin im Übermaß ausgeschüttet, das zu deutlichen Beschwerden bis hin zum Kreislaufversagen führen kann.

Symptome der anaphylaktoiden, nicht-allergischen Reaktionen können sein:

- Hautrötung
- Kribbeln
- Quaddeln auf der Haut
- Kopfschmerzen
- Atemnot
- Kreislaufstörung
- Herzrasen
- Blutdruckabfall
- In Extremfällen Lebensgefahr

Wenn Salicylate schon einmal heftige Sofortreaktionen bei Ihnen ausgelöst haben, sollten Sie dies ärztlich abklären lassen und sich einen Notfall-Ausweis ausstellen lassen, den Sie immer bei sich tragen.

Dort ist vom Arzt einzutragen, dass Salicylate bei Ihnen eine Anaphylaxie auslösen, an welchen Symptomen die Reaktion erkennbar ist, wo Sie Notfallmedikamente, wie zum Beispiel Cortison, aufbewahren, und wie diese anzuwenden sind.

Der Vorteil einer Sofortreaktion ist bei aller Gefährlichkeit, dass die Salicylatintoleranz zumindest erkannt wird. Wenn der Körper dagegen mit unspezifischen, chronischen oder verzögerten Symptomen reagiert, ist dies nicht so einfach.

Erkältung

Jeder kennt sie, die typischen „Erkältungssymptome". Ob sich nun Ihr Hals entzündet, Ihre Nase läuft oder ein schlimmer Reizhusten Sie quält, ob Sie sich abgeschlagen fühlen, an Kopf- und Gliederschmerzen leiden, frösteln oder leichtes Fieber haben, Sie werden vermutlich in erster Linie an einen „grippalen Infekt" als Ursache Ihrer Symptome denken. Viren sind schließlich weit verbreitet, denken Sie, und nun hat es Sie eben auch erwischt.

Mag sein, dass Ihre Erkältungssymptome viral bedingt sind. Es kann aber auch sein, dass der vermeintliche Virus einfach nur eine Salicylatüberlastung ist, die genauso wie ein echter Erreger das Immunsystem reizt, Histamin und Leukotriene freisetzt, die Mastzellen aktiviert und die damit verbundenen Beschwerden auslöst.

Klarheit erhalten Sie, wenn Sie bei einer „Erkältung" versuchsweise alle Salicylate meiden. Wenn es dann zu einer sehr schnellen Besserung kommt, waren die Salicylate zumindest mitbeteiligt an Ihren Beschwerden.

Oder umgekehrt: Wenn Sie Ihre vermeintliche Erkältung mit salicylathaltigen Mitteln bekämpfen wollen, und sich alles noch mehr verschlimmert, verstärkt dies den Verdacht einer Salicylatintoleranz.

Allergien

Wie im letzten Kapitel beschrieben, verstärkt Salicylat die Bildung von Leukotrienen, und diese wiederum fördern Entzündungen und Allergien. Salicylat hat das Potenzial, jegliche Allergie, ob es sich nun um Heuschnupfen, Nahrungsmittelallergien oder sonstige Allergien handelt, zu verstärken.

In einer amerikanischen Studie wurde erkannt, dass nichtsteroidale Antirheumatika (NSAR), zu denen auch Salicylate zählen, die Darmschleimhaut durchlässiger für Nahrungsmittelallergene machen. Damit erhöht sich das Risiko für allergische Reaktionen. Ein vieldiskutiertes Thema im Zusammenhang mit Nahrungsmittelallergien ist der „Leaky Gut", also der durchlässige, „löcherige" Darm.

Bei einem gesunden, intakten Darm werden unverträgliche Nahrungsbestandteile einfach ausgeschieden. Bei einem durchlässigen Darm gelangen sie in die Blutbahn, wo sie nicht hingehören. Dort werden sie als Feinde angesehen und von Antikörpern bekämpft. Es kommt dann zu den vielfältigen Beschwerden von Nahrungsunverträglichkeiten.

Die salicylatähnlichen Schmerz- und Rheuma-Medikamente (NSAR) sind somit bei empfindlichen Menschen verantwortlich für die Ausbildung des „Leaky Gut" und in der Folge dann auch von Nahrungsmittelallergien.

Inwieweit Salicylate in der Nahrung oder in Körperpflegeprodukten dieselbe Wirkung haben, ist in dieser Studie leider nicht angegeben. Je nach Ausmaß der persönlichen Toleranzgrenze können vermutlich schon kleine Salicylatmengen den Darm durchlässig machen und dadurch Nahrungsmittelallergien verursachen. Bei Verdacht auf Leaky Gut ist es hilfreich, Salicylate und NSAR zu meiden.

Urtikaria

Urtikaria ist die medizinische Bezeichnung für krankhafte Hautreaktionen, wie juckende Hautrötungen und Quaddeln. Besser bekannt sind diese Erscheinungen als Nesselsucht oder Nesselfieber.

Auch ein so genanntes Angioödem kann im Zusammenhang mit der Urtikaria entstehen. Es äußert sich in Gesichtsschwellungen, sowie lebensgefährlichen Schwellungen im Rachen- und Kehlkopfbereich. Vor allem bei Schwellungen im Bereich der Stimmritze kann es rasch zu lebensgefährlicher Atemnot kommen.

Ausgelöst werden Urtikaria und Angioödem dadurch, dass die Mastzellen plötzlich oder kontinuierlich zu viel Histamin freisetzen. Salicylate und andere Unverträglichkeiten sind als Ursachen dieser Histaminfreisetzung bekannt. So zählen Urtikaria und Angioödeme auch in der Medizin zu den typischen Ausprägungen der Salicylatintoleranz.

Chronische Magen-Darm-Entzündungen

Auch die Gastroenteropathie, also Magen- und Darmerkrankungen, wurden bereits als Folgen der Salicylatunverträglichkeit beschrieben.

Wer unter Gastritis, einem Magengeschwür, der Dünndarmentzündung Morbus Crohn oder der Colitis Ulcerosa, also einer geschwürigen Dickdarmentzündung leidet, sollte immer auch an eine mögliche Salicylatintoleranz denken. Durch eine Verringerung der Salicylate lassen sich die Entzündungen dann lindern oder künftig vermeiden.

Es wäre wünschenswert, dass Mediziner diese Zusammenhänge erkennen. Leider ist dies häufig nicht der Fall. Zum Beispiel werden in der Behandlung des Morbus Crohn sogar Salicylat-Medikamente (Mesalazin) angewandt. Bei salicylatintoleranten Personen kann dies zu einer drastischen Verschlimmerung führen. Bitten Sie deshalb Ihren Arzt, eine mögliche Salicylatunverträglichkeit abzuklären und bei der Behandlung mit zu berücksichtigen.

Tinnitus

Tinnitus ist die Bezeichnung für Ohrgeräusche ohne äußere Geräuschquelle. Solche Ohrgeräusche können bei einem Hörsturz auftreten und manchmal chronisch werden.

Die genaue Ursache ist nicht bekannt, in der Medizin geht man von Durchblutungsstörungen im Innenohrbereich aus. Als Auslöser werden eine zu hohe Lärmbelastung oder auch Stress vermutet.

Doch aus der Toxikologie weiß man, dass eine Salicylatüberlastung unter anderem zu Ohrensausen und Tinnitus führt. Sollte man Tinnitusbetroffene nicht auch daraufhin untersuchen?

Chronische Sinusitis

Die chronische Nasennebenhöhlenentzündung ist ein typisches Salicylat-Symptom, vor allem, wenn auch Nasenpolypen dabei eine Rolle spielen.

Wird dies nicht erkannt, sind alle herkömmlichen Therapiemaßnahmen ungünstig, wie ich aus eigener Erfahrung weiß. Abschwellende Nasentropfen, die die verschlossenen Nebenhöhlen wieder öffnen sollen, sekretverflüssigende Mittel, die den Abfluss erleichtern, Pflanzenpräparate zur Immunstärkung – all das kann die Symptomatik eher noch verschlimmern, denn oft enthalten diese Präparate Salicylate.

Die Nasenpolypen operativ zu entfernen, macht auch wenig Sinn, da sie bei weiterer Salicylat-Zufuhr schnell wieder nachwachsen. Auch hier wäre es so einfach, Betroffene über die wahre Ursache aufzuklären und damit ihre Symptome zu lindern.

Asthma Bronchiale

Asthma ist eine, bereits bei Kindern, weit verbreitete Atemwegserkrankung. Sie ist gekennzeichnet durch anfallsweise auftretende Atemnot, ausgelöst durch eine so genannte Konstriktion, also eine Verengung der Bronchien.

Ursachen sind häufig Allergien, doch auch eine nicht allergische, intrinsische Asthma-Erkrankung kommt vor. Und bei dieser Asthma-Form spielen Salicylate eine auslösende Rolle.

Wie im zweiten Kapitel beschrieben fördern Salicylate in der Nahrung die Bildung von Leukotrienen.

Und diese Leukotriene, insbesondere das LT4, so ist in der medizinischen Literatur zu lesen, haben eine sehr stark bronchienverengende Wirkung, die bis zu tausendmal stärker als Histamin sein kann.

Chronische Müdigkeit

Das chronische Müdigkeitssyndrom (Chronique Fatigue Syndrom CFS) ist weit verbreitet. Immer mehr Menschen fühlen sich den Herausforderungen des Alltags nicht mehr gewachsen.

Doch was ist die Ursache dieser Müdigkeit in einer Zeit, in der wir doch zumindest körperlich, meist viel weniger leisten müssen als unsere Vorfahren?

Aus meiner eigenen Erfahrung weiß ich, dass ich am Tag nach einem salicylatreichen Essen oft total energielos bin. Ich stehe dann zum Beispiel am Fuß meiner Treppe, wenn ich im Keller etwas hole, und denke mir, wie soll ich da jetzt wieder hochkommen? Mit großer Kraftanstrengung schaffe ich es dann schließlich doch, die paar Stufen hinaufzusteigen.

Als „Gesundheitsforscherin" habe ich natürlich nach Erklärungen gesucht, warum Salicylate so müde und energielos machen. Folgende Erkenntnisse konnte ich zu dieser Frage gewinnen:

Zum einen aktivieren Salicylate das Immunsystem, und ähnlich wie bei einem Infekt, fordert der Körper Ruhe, um der Immunabwehr genügend Energie für die „inneren Kämpfe" zu lassen.

Zum anderen verursachen Salicylatreaktionen Stress und verbrauchen somit Cortisol. Und ein Cortisolmangel macht müde und energielos Die moderne Forschung hat einen Cortisolmangel als Ursache von chronischer Müdigkeit und Burnout erkannt, (mehr dazu im Kapitel über die Behandlung der Salicylatintoleranz).

Wer seine Energie und Vitalität steigern will, tut also gut daran, Salicylate zu meiden. Im übernächsten Kapitel erfahren Sie, wie eine salicylatarme Ernährung aussehen kann.

Reye Syndrom

Das Reye Syndrom ist ein relativ unbekanntes, lebensgefährliches Krankheitsbild. Es tritt vor allem bei Kindern und Jugendlichen auf, häufig im Anschluss an einen Virusinfekt. Gleichzeitig scheinen hier auch salicylathaltige Medikamente eine Rolle zu spielen.

Etwa eine Woche nach Abklingen der Krankheitssymptome kann es zu schweren Krankheitserscheinungen kommen, die vor allem das Zentralnervensystem betreffen. Hirnödeme und Überlastung mit dem Stoffwechselgift Ammoniak, können lebensbedrohlich sein.

Inzwischen wird davor gewarnt, Kindern und Jugendlichen salicylathaltige Medikamente zu verabreichen. Seitdem tritt das Reye-Syndrom kaum mehr auf.

Zum Glück wurde hier die Ursache Salicylatintoleranz erkannt und elimiert. Der Krankheitsverlauf zeigt auch, dass es durch Salicylate zu typischen Spätreaktionen kommen kann. Erst bis zu sieben Tagen später manifestierte sich die Unverträglichkeitsreaktion.

Hat der Körper so lange versucht, die unverträgliche Substanz zu entgiften, ist damit aber nicht fertiggeworden?

ADHS

ADHS, besser bekannt als Hyperaktivitätssyndrom bei Kindern (und Erwachsenen), ist gekennzeichnet durch Ruhelosigkeit, Impulsivität, übersteigerten Bewegungsdrang (Zappelphilipp-Syndrom) und mangelnde Konzentrationsfähigkeit.

ADHS-Kinder machen ihrer Umgebung, vor allem Eltern und Lehrern, oft das Leben schwer mit ihrer Art, immer „quer zu treiben" und zu stören. Doch sie selbst leiden vermutlich am meisten unter ihrer inneren Ruhelosigkeit und ihren Problemen in der Schule. Schulmedizinisch wird hier oft das Medikament Ritalin verordnet, das aber sehr umstritten ist.

Einen alternativen Behandlungsansatz entwickelte schon vor ca. 40 Jahren der amerikanische Arzt Ben Feingold. Er hatte bestimmte salicylathaltige Nahrungszusätze als Auslöser für ADHS-Symptome erkannt und empfahl eine Diät, die all diese Zusätze aus der Nahrung eliminierte.

Eine genaue Beschreibung der so genannten Feingold Diät folgt im übernächsten Kapitel. Feingolds Empfehlungen wurden von der Medizinwissenschaft leider nicht anerkannt. Doch in verschiedenen amerikanischen Studien erwies sich immer wieder, dass eine salicylatarme Diät ADHS-Symptome reduzieren konnte.

Psychische Probleme

Neurologische und psychische Symptome können ebenfalls durch Salicylatintoleranz verursacht sein. Histamin, das durch Salicylate freigesetzt wird, kann zu Reizbarkeit, innerer Unruhe, „schwachen Nerven", plötzlichen Verhaltensänderungen, bis hin zu schizophrenieähnlichen Symptomen führen.

Auch Angstattacken sind möglich. Krankhafte Angst ist ein weit verbreitetes Gesundheitsproblem. In der Psychiatrie und Psychotherapie gibt es verschiedene Behandlungsansätze gegen Angst. Doch sollte man nicht auch die Biochemie der Angst mit einbeziehen?

Das Molekül der Angst ist Lactat, das Salz der Milchsäure. Und eine Salicylat-Überlastung führt neben anderen Symptomen auch zu einer Lactatazidose, also zu einer Übersäuerung mit Lactat. Es wäre bei psychischen Symptomen deshalb wichtig, auch an eine mögliche Salicylatintoleranz oder andere Unverträglichkeiten zu denken.

Dazu müssten Ärzte wieder fachübergreifend arbeiten, so dass auch der Psychiater an ernährungsbedingte Ursachen denkt, und diese abklären lässt. Ansonsten können auch Sie Ihren Arzt auf Ihre Unverträglichkeiten hinweisen. Wie eine Salicylatintoleranz festgestellt wird, erfahren Sie im folgenden Kapitel.

WIE LÄSST SICH EINE SALICYLATINTOLERANZ FESTSTELLEN?

Wenn Sie den Verdacht haben, an einer Salicylatintoleranz zu leiden, möchten Sie dies natürlich auch vom Arzt diagnostiziert bekommen, um Klarheit zu erhalten. Schließlich wollen Sie wissen, ob es sich lohnt, Ihre Ernährung umzustellen und eine salicylatarme Diät einzuhalten. Folgende Diagnosemöglichkeiten stehen zur Verfügung.

Auslassdiät

Die beste und einfachste Diagnosemöglichkeit ist die sorgfältige Selbstbeobachtung und Auslassdiät. Führen Sie ein paar Wochen lang ein Ernährungstagebuch. Notieren Sie darin genau Ihre Ernährung und Ihr Befinden an jedem Tag.

Eliminieren Sie dann Salicylate probeweise aus Ihrer Ernährung. Unsere Salicylate-Listen im nächsten Kapitel werden Ihnen dabei helfen. Wenn unter der salicylatarmen Diät im Lauf einer Woche die Symptome weitgehend verschwinden und Sie sich deutlich besser fühlen, spricht das für eine Salicylatintoleranz.

Anschließend können Sie, wenn Sie wollen, noch einmal sehr salicylatreich essen und beobachten, wie Sie darauf reagieren.

Bei Wiederauftauchen der Symptome haben Sie dann einen klaren Beweis für Ihre Salicylatintoleranz. Wenn Sie durch Weglassen der Salicylate eine Besserung erfahren haben, werden Sie motiviert sein, diesen Zustand zu erhalten. Dann gilt es, eine Diät zu finden, die die hauptsächlichen Salicylat-Quellen ausschließt, ohne allzu sehr Ihre Lebensfreude und den Genuss beim Essen zu schmälern. Wie eine salicylatarme Diät gelingt, und was Sie dabei beachten sollten, erfahren Sie im nächsten Kapitel.

Tritt unter einer salicylatarmen Diät hingegen keine spürbare Besserung auf, dann sind Salicylate wohl nicht die Schuldigen, zumindest nicht die Allein-Schuldigen an Ihren Symptomen. Dann muss weiter nach der wahren Ursache oder Mitursache geforscht werden.

Wenn die Auslassdiät keine klaren Ergebnisse bringt, sind weitere Diagnoseverfahren möglich.

Provokationstest

In allergologischen Spezialkliniken werden mitunter Provokationstests durchgeführt. Der Körper wird mit einer gewissen Menge an Salicylaten belastet. Dies muss unter ärztlicher Aufsicht geschehen, denn die Provokation kann mitunter gefährlich sein. Treten Sofortreaktionen auf, dient dies als Beweis einer Salicylatintoleranz. Chronische Reaktionen, wie eine Polypenbildung in der Nase, werden damit jedoch nicht erfasst.

Bluttest

Seit einigen Jahre steht ein Bluttest der Universitätsklinik Erlangen zur Verfügung, der die Reaktion des Blutes auf Salicylate messen kann.

Dabei werden dem Blut im Labor Salicylate zugefügt, und anschließend wird die freigesetzte Menge an Prostaglandinen und Leukotrienen ermittelt. Ein zu starkes Ungleichgewicht in Richtung der Leukotriene gilt als Hinweis auf eine Salicylatintoleranz.

Die Durchführung des Tests ist einfach. Bitten Sie Ihren Arzt, dass er Ihnen nach Vorgaben der Testanweisung Blut abnimmt, und senden Sie dieses dann an das Labor der Universität Erlangen zurück. Nähere Informationen dazu finden Sie im Internet unter www.talkingcells.de.

Klären Sie bitte im Vorfeld ab, ob Ihre Krankenkasse die Kosten dafür (teilweise) übernimmt. Dies ist in Einzelfällen möglich. Ansonsten haben Sie die Kosten von derzeit rund 300 Euro selbst zu tragen.

Da Salicylate eher im Gewebe als im Blut wirken, kann auch dieser Test keine hundertprozentige Diagnose, sondern nur Hinweise liefern. Trotzdem bietet er viele Vorteile. Zum einen müssen Sie sich nicht den belastenden und teils auch gefährlichen Provokationstests aussetzen. Zum anderen werden damit auch chronische Salicylatreaktionen erfasst.

DIAGNOSE SALICYLATINTOLERANZ – UND NUN?

Sie haben nun durch Selbstbeobachtung, Auslassdiät oder möglicherweise durch den Bluttest erfahren, dass Sie von einer Salicylatintoleranz betroffen sind. Und nun? Was können Sie verändern, um endlich Ihre Beschwerden los zu werden?

Sie müssen einfach damit aufhören, Ihrem Körper weiterhin Salicylate zuzuführen, zumindest nicht über Ihre Verträglichkeitsgrenze hinaus. Ich weiß, das ist leicht gesagt, erfordert jedoch ein großes Maß an Information und Selbstverantwortung. Die nötigen Informationen will ich Ihnen auf den folgenden Seiten liefern.

Die größten Mengen an Salicylaten sind in Medikamenten enthalten, nicht umsonst heißt die Salicylatintoleranz auch Analgetika-Intoleranz.

Salicylate kommen, wie eingangs beschrieben, vor allem in Aspirin® und anderen ASS-Medikamenten vor.

Es gibt derzeit in Deutschland rund 150 Präparate mit den Wirkstoffen Salicylsäure oder Acetylsalicylsäure (ASS). Im Internet finden sich entsprechende Auflistungen, und wenn Sie den Beipackzettel studieren, erkennen Sie, ob Ihr Medikament einen dieser Wirkstoffe enthält.

Auch die nichtsteroidalen Antirheumatika (NSAR) wirken ähnlich wie ASS auf den Körper ein und sollten nach Möglichkeit ebenfalls gemieden werden. Dazu zählen Tabletten oder Salben, die zum Beispiel die Wirkstoffe Ibuprofen oder Diclofenac enthalten.

Es gibt noch weitere NSAR-Wirkstoffe, die weniger bekannt sind. Achten Sie darauf, ob Ihr Medikament als Nichtsteroidales Antirheumatikum bezeichnet wird.

Weitere Schmerzmittel enthalten die Wirkstoffe Paracetamol oder Metamizol. Diese Substanzen sind chemisch gesehen zwar keine Salicylate, doch die Erfahrung hat gezeigt, dass manche Menschen mit Salicylatintoleranz auch auf diese Wirkstoffe Unverträglichkeitsreaktionen bekommen.

Schmerzbehandlung kann somit schwierig werden. Bei schlimmen Schmerzen, zum Beispiel Nervenschmerzen, stehen Mittel aus der Gruppe der Opioide zur Verfügung. Doch diese sollten wirklich nur bei starken Schmerzen eingenommen werden.

Weitere Salicylsäureverbindungen sind die Wirkstoffe Mesalazin und Sulfasalazin. Sie werden bei chronisch-entzündlichen Darmerkrankungen, wie Morbus Crohn und Colitis Ulcerosa, eingesetzt. Bei Menschen mit Salicylatintoleranz sind sie jedoch nicht angezeigt. Informieren Sie bitte Ihren Gastroenterologen von Ihrer Intoleranz, damit er die Behandlung darauf abstimmen kann.

Auch andere Medikamente können eine Salicylatintoleranz verstärken oder ähnliche Symptome auslösen, auch wenn sie keine Salicylate enthalten. Dazu zählen unter anderem die ACE-Hemmer zur Blutdruckbehandlung.

Ich selbst habe zudem auch auf den Wirkstoff Amlodipin (ein Blutdruckmedikament aus der Gruppe der Calciumantagonisten) sehr heftig reagiert. Er enthält eine Benzolverbindung, und Benzol ist verwandt mit Benzoesäure, die bei Salicylatintoleranz ebenfalls unverträglich ist (mehr dazu im nächsten Kapitel).

Generell sind fast alle Medikamente, vor allem zur Dauereinnahme, mit großer Vorsicht auszutesten, wenn Sie an einer Salicylatintoleranz leiden. Nicht nur der jeweilige Wirkstoff, sondern auch die Begleitstoffe können unverträglich sein. Flüssige Medikamente enthalten oft unverträgliche Konservierungsmittel, wie zum Beispiel Benzoesäure oder Parabene.

Auch viele pflanzliche Präparate aus dem Bereich der Phytotherapie sind für Menschen mit Salicylatintoleranz meist nicht geeignet, denn Pflanzenextrakte sind reich an Salicylaten.

Selbst die beliebten Lutschtabletten gegen Halsschmerzen können Beschwerden eher verschlimmern, anstatt sie zu lindern. Sie enthalten oft den Wirkstoff Benzocain, dies ist ebenfalls eine Benzoesäure-Verbindung.

Diese Aufzählung ist vermutlich nicht vollständig. Viele Medikamente können Ihnen Probleme bereiten. Nehmen Sie am besten keine freiverkäuflichen Präparate in Eigenmedikation ein. Und weisen Sie Ihren Arzt oder Heilpraktiker immer auf Ihre Salicylatintoleranz hin, damit dies bei der Auswahl Ihrer Arzneimittel berücksichtigt wird.

Setzen Sie aber die Ihnen verordneten Medikamente bitte nicht eigenmächtig ab, sondern fragen Sie Ihren Arzt oder Therapeuten nach verträglichen Alternativen. Bei folgenden Medikamenten sollten Sie aufpassen:

- Acetylsalicylsäure-Medikamente (ASS),
- Medikamente mit den Wirkstoffen Mesalazin oder Sulfasalazin,
- Nichtsteroidale Antirheumatika (NSAR),
- ACE-Hemmer,
- Medikamente, die Benzocain oder Procain enthalten,
- Präparate, die Pflanzenextrakte enthalten,
- Medikamente, die Benzoesäure oder Parabene als Konservierungsmittel enthalten,
- Flüssige Nahrungsergänzungsmittel,
- Salicylathaltige Zahn-Wurzelfüllmaterialien (weisen Sie Ihren Zahnarzt unbedingt auf Ihre Salicylatintoleranz hin),
- Alle Medikamente, bei denen Sie persönlich Unverträglichkeitsreaktionen verspüren.

Ich weiß, liebe Leser, die Diagnose Salicylatintoleranz ist eine echte Herausforderung. Denn sie zwingt Betroffene, ihr ganzes bisheriges Gesundheitsverständnis neu zu überdenken.

Die Kopfschmerztablette am Morgen gegen den Kater-Brummschädel ist nicht mehr so einfach möglich. Und selbst jede Art von Blutdrucktabletten kann unverträglich sein, wie ich aus eigener Erfahrung weiß.

Wer aber seine Beschwerden nicht mehr so einfach mit Pillen heilen kann, muss sich Gedanken machen, wie er durch eine Änderung seines Lebensstils gesund bleibt oder gesund wird. Weniger Cocktails bei der Party am Abend ist die beste Vorbeugung gegen den Kater am darauffolgenden Morgen.

Und ein erhöhter Blutdruck lässt sich nicht nur mittels Pillen senken, sondern auch mit einer Umstellung der Ernährung und der Lebensweise, also weniger Fett, Fleisch und Salz essen und mehr Bewegung in den Alltag einbauen. Zudem sind auch Magnesiumkapseln ohne Zusatzstoffe ein wirksames Mittel zum Blutdruck senken, wie ich aus eigener Erfahrung weiß.

Salicylathaltige Medikamente zu meiden ist eine notwendige Maßnahme bei Salicylatintoleranz. Doch nicht immer reicht sie aus. Oft ist es zusätzlich nötig, Salicylate aus der Nahrung zu reduzieren. Darum geht es im nächsten Kapitel.

SALICYLATARM ESSEN – WORAUF IST ZU ACHTEN?

Wenn bei Ihnen eine Salicylatintoleranz festgestellt wurde, sind Sie wahrscheinlich erst einmal erleichtert, dass Sie eine Erklärung für Ihre Symptome haben und Ihre Gesundheit nun selbst in die Hand nehmen können.

Doch dann beginnen die Fragen: Was darf man überhaupt noch essen? Wo gibt es verlässliche Informationen zum Salicylatgehalt? Nach welchen Tabellen kann man sich richten? Vorab eines: Eine salicylatarme Ernährung ist nicht ganz einfach, denn es existieren sehr unterschiedliche Angaben zum Salicylatgehalt in Nahrungsmitteln.

Zum einen kann schon der von Natur aus vorhandene Salicylatgehalt in der gleichen Pflanzenart stark schwanken. Er hängt ab vom Reifungsgrad der Pflanzen, von der Anbauweise (Pflanzen aus biologischem Anbau haben einen höheren Salicylatgehalt als die konventionell angebauten), sowie von der küchentechnischen Zubereitung.

Wenn Sie Ihre Gurken zum Beispiel dick schälen, bevor Sie einen Salat daraus zubereiten, ist der Salicylatgehalt niedriger als beim ungeschälten Gemüse.

Zum anderen macht es einen Unterschied, ob Sie den Apfel frisch vom Baum pflücken oder aus dem Supermarkt kaufen. Denn natürlich muss Obst und Gemüse behandelt werden, damit es frisch und knackig aussieht. Und wenn Sie Fertiggerichte im Supermarkt kaufen, sind diese konserviert und enthalten somit mehr Salicylate, als wenn Sie beispielsweise Ihre Lasagne selbst frisch zubereiten.

Trockenkräuter sind in der Regel salicylatreicher als Tiefkühlkräuter. Und manchmal stammt das Salicylat gar nicht von der Ware selbst, sondern aus der Verpackung. Die Verpackungsfolien an der Frischwarentheke für Wurst und Käse sind oft mit konservierenden Substanzen beschichtet, die Ihren Aufschnitt länger haltbar machen sollen.

Sie sehen schon, Salicylate sind nicht immer leicht aufzuspüren, manchmal ist dafür ein wenig Detektivarbeit nötig. Doch es muss gar nicht sein, jede noch so kleine Salicylatquelle ausfindig zu machen. Essen soll ja auch Genuss und Lebensqualität sein, und beides bleibt auf der Strecke, wenn Sie nur noch allzu misstrauisch nach den „feindlichen" Salicylaten fahnden.

Wichtig ist, dass Sie die Hauptquellen vermeiden, die in Medikamenten, in der Nahrung und in Pflegeprodukten versteckt sind. Dabei sollten Sie neben Salicylaten zusätzlich auch auf die folgenden Substanzen achten.

Salicylatverwandte Zusatzstoffe

Eine Reihe von Lebensmitteln, Medikamenten oder sogar Vitaminpräparaten enthalten Zusatzstoffe, die mit Salicylat verwandt sind und deshalb ebenfalls gemieden werden sollten, da sie allergische Sofortreaktionen oder chronische Probleme auslösen. Zu diesen salicylatverwandten Substanzen zählen:

- Benzoesäure
- Folsäure
- Parabene
- BHT und BHA

Nachfolgend will ich Ihnen diese Substanzen kurz beschreiben:

Benzoesäure:

Benzoesäure ist chemisch eng verwandt mit Salicylsäure. Die exakte chemische Bezeichnung der Salicylsäure lautet Ortho-Hydroxybenzoesäure. Salicylsäure enthält also Benzoesäure in ihrer chemischen Struktur. Und tatsächlich kann Benzoesäure im Körper zu Salicylsäure umgebaut werden, wie schottische Forscher festgestellt haben.

Benzoesäure kommt natürlicherweise in Früchten, (vor allem in Beeren), in Hefe und in der Milch (vor allem in Sauermilchprodukten) vor. Daneben wird sie aber auch in großen Mengen künstlich hergestellt.

Sie kommt in der Nahrungsmittelindustrie als Konservierungsstoff für verschiedenste Lebensmittel-Zubereitungen zum Einsatz. Benzoesäure und ihre Salze, die Benzoate, sind unter den E-Nummern E 210 – E 218 auf der Zutatenliste zu finden.

Doch nicht immer müssen sie deklariert sein und können trotzdem vorhanden sein, zum Beispiel dann, wenn sie nur als technische Hilfsstoffe eingesetzt werden. So werden zum Beispiel auch Lebensmittelverpackungen mit Benzoesäure beschichtet, was nicht deklariert werden muss.

Folsäure:

Was selten erwähnt wird: Auch das Vitamin Folsäure enthält neben anderen Komponenten Benzoesäure. Ich habe mich einmal gewundert, als ein Heilpraktiker Folsäure bei mir als unverträglich getestet hatte. Jetzt erkenne ich den Zusammenhang. Folsäure enthält Para-Aminobenzoesäure und ist deshalb bei Salicylatunverträglichkeit ebenfalls sehr mit Vorsicht zu genießen.

Parabene:

Verwandt mit Benzoesäure sind auch Parabene. Sie kommen als Konservierungsstoffe zum Beispiel in Kosmetika, Waschmitteln, Pflegeprodukten und Medikamenten vor und sind in der Regel als Zusatzstoffe gekennzeichnet.

BHA und BHT:

Weiterhin geht eine Salicylatintoleranz oft einher mit einer Unverträglichkeit gegen die Nahrungszusätze Butylhydroxytoluol (BHT, E 321) und Butylhydroxyanisol (BHA, E 320). Es handelt sich hierbei um Antioxidantien. Diese werden vor allem angewandt, um Fette und fetthaltige Speisen haltbarer zu machen. Auch die Nahrungsmittel, die diese Substanzen enthalten, werden also in meiner Salicylate-Liste enthalten sein.

Salicylate und Milchprodukte

Im Gegensatz zu den Ernährungsempfehlungen, die ich vor Jahren selbst erhalten habe, sind in meiner aktuellen Salicylate-Liste auch Sauermilchprodukte, Joghurt, Quark und Käse enthalten, da diese teilweise sehr viel salicylatverwandte Benzoesäure enthalten.

Benzoesäure entsteht bei der Säuregärung der Milch auf natürliche Weise. Zudem wird bei der Käseherstellung Lab verwendet. Lab darf laut der EU-Zusatzstoff-Verordnung Benzoesäure ohne Mengenbeschränkung (quantum satis) enthalten. Da die Benzoesäure im Endprodukt keine technologische Wirkung mehr ausübt, muss sie nicht deklariert sein.

Käse und Sauermilchprodukte können somit sehr viel Benzoesäure enthalten. Bei einer salicylatarmen Diät sollten sie gemieden oder stark reduziert werden.

Salicylate und Duftstoffe

Salicylate kommen nicht nur über den Mund und Magen in unseren Körper. Nein, auch über die Haut werden sie resorbiert und über die Nase eingeatmet. Hierbei gelangen sie sogar am schnellsten ins Gehirn. Deshalb sind für Menschen mit Salicylatintoleranz meist auch Duftstoffe problematisch.

Duftstoffe werden ebenfalls auf der Basis von Salicylaten oder Benzoaten hergestellt. Was da zum Beispiel so frisch, blumig oder nach Zitronen duftet, sind in Wirklichkeit hochreaktive, chemische Substanzen, die ins Gehirn gelangen und dort intensive, sogar teilweise persönlichkeitsverändernde Reaktionen auslösen können.

Deshalb schließe ich bei den Körperpflege- und Haushaltsprodukten alles, was Parfüm und Duftstoffe enthält, aus.

Zum Glück gibt es in Drogeriemärkten mittlerweile kostengünstige, gut verträgliche, parfümfreie Alternativen für alle Pflegeprodukte, zum Beispiel die Serie „Balea Med Ultra Sensitive Parfümfrei". Vom Vollwaschmittel über das Duschgel bis hin zur Antifaltencreme gibt es dort verträgliche Produkte ohne Duftstoffe und Konservierungsmittel.

Wäsche- und Körperpflege sind heute also auch duftstoff- und salicylatfrei möglich.

Salicylatarme Diät – Ernährungsliste

Nun aber zur Salicylate-Liste: Was Sie bei Salicylatintoleranz meiden oder nur in kleinen Mengen genießen sollten:

Gemüse

- Gurken
- Zucchini
- Tomaten und Tomatenprodukte
- Paprikagemüse
- Oliven und Olivenprodukte

Besonders problematisch bei Gemüse:

- Gemüse-Fertiggerichte, wie Rahmgemüse, Pfannengemüse, Gemüseburger
- Sauer eingelegtes Gemüse (Essiggurken)
- Fertigsalate
- Fertige Gemüsebrühe

Obst

- Apfel (je nach Sorte unterschiedlich)
- Aprikosen
- Nektarinen
- Pfirsiche
- Beeren (z.B. Johannisbeeren, Erdbeeren)
- Weintrauben
- Rosinen

Besonders problematisch bei Obst:

- Zuckerreduzierte Marmeladen
- Fruchtsäfte aus Fruchtsaftkonzentraten
- Kandierte Früchte (Zitronat Orangeat)

Kräuter und Gewürze

- Pfeffer, Curry, Paprika, Zimt, Anis, Ingwer
- Trockenkräuter wie Majoran, Oregano, Basilikum, Thymian

Besonders problematisch bei Gewürzen:

- Fertige Gewürzmischungen

Fleischprodukte

- Wurstwaren
- Stark gewürztes/mariniertes Fleisch

Fischprodukte

Fischgerichte mit Kräuterauflage
Sauer eingelegter Fisch (Brathering, Rollmops)

Speisefette

- Frittierfett, Bratfett
- Margarine
- Olivenöl

Milchprodukte

- Joghurt
- Kefir
- Sauermilch
- Molke
- Quark
- Käse

Besonders problematisch bei Milchprodukten:

- Fruchtjoghurt
- Kräuterbutter
- Milchprodukte mit Aromen

Beilagen

- Fertigspätzle / Kloßteig aus dem Kühlregal
- Curryreis, Kräuterreis
- Pommes Frites
- Fertige Kartoffelprodukte

Soßen

- Fertigsoßen
- Ketchup- und Tomatensoßen
- Grillsoßen, Barbecuesoßen
- Remouladensoßen
- Kräuterdips
- Joghurt- und Käsesoßen

Getränke

- die meisten Teesorten (vor allem im Teebeutel)
- Fertigtee-Zubereitungen
- Aromatisierte Mineralwässer
- Limonaden mit „natürlichen" Aromen
- Energydrinks
- Fassbier
- Wein, Sekt, Spirituosen mit weniger als 15 % Alkohol

Besonders problematisch bei Teegetränken:

- Aromatisierte Tees

Sonstiges

- Mandeln
- Nuss-Nougat-Creme
- Fertig-Müsli
- Gefärbte Süßwaren (z.B. Gummibärchen)
- Kaugummi
- Bonbons
- Chips

E-Stoffe

- E 210 (Benzoesäure)
- E 214 – F 219 (Parabene oder PHB-Ester)
- E 320 (Butylhydroxytoluol BHT)
- E 321 (Butylhydroxyanisol BHA)

Diese Nahrungsmittel, Medikamente und Produkte sollten Sie so gut wie möglich vermeiden, liebe Leser, wenn sie an einer Salicylatintoleranz leiden oder dies vermuten.

Zugegeben, die Verbotsliste ist umfangreich und nicht immer ganz klar. Schließlich wissen Sie nicht, wie das Gemüse im Supermarkt frisch gehalten wird, oder welche Zusatzstoffe als technische Hilfsstoffe in fertiger Nahrung versteckt sein können.

Möglicherweise finden Sie bei anderen Quellen auch ganz andere Diät-Empfehlungen zu Salicylaten. Zum Beispiel weichen bei Kaffee und Bier die Aussagen zum Salicylatgehalt weit voneinander ab. Vermutlich hängt es stark von der Marke und Sorte ab, wie viel Salicylat jeweils enthalten ist.

Um Klarheit zu erhalten, können Sie beim Hersteller Ihrer Lieblingsmarken nachfragen, ob Salicylsäure im Produkt enthalten ist oder ob Benzoesäure zugesetzt wurde. Ich habe die Erfahrung gemacht, dass viele Hersteller hier bereitwillig Auskunft geben. Mir wurde von der Warsteiner Brauerei schriftlich bestätigt, dass Warsteiner Biere keine Salicylsäure enthalten.

Oft stellt sich die Frage, was Sie überhaupt noch bedenkenlos essen oder trinken können. Ich verstehe, wenn Sie sich jetzt ein wenig ratlos diese Frage stellen, liebe Leser. Nachfolgend versuche ich, sie Ihnen nun so gut wie möglich zu beantworten.

SALICYLATARME DIÄT -WAS DÜRFEN SIE ESSEN?

Gehen wir doch einmal gemeinsam einen möglichen Tagesplan in Ihrer Ernährung durch, mit Frühstück, Hauptmahlzeit, Getränken und Essen im Restaurant. Was ist hier (vermutlich) verträglich, und wo sollten Sie vorsichtig sein?

Frühstück

Für Kaffee existieren, wie gesagt, sehr unterschiedliche Empfehlungen bezüglich des Salicylatgehaltes. Ich habe die Erfahrung gemacht, dass Kaffee einigermaßen verträglich ist.

Ich trinke täglich mehrere Tassen relativ dünnen Filterkaffee, hergestellt mit der guten alten Kaffeemaschine. Ich verwende magenschonendes Kaffeepulver (Dallmayr Prodomo) und ausschließlich weiße Filtertüten, denn bei „naturbraunen" Filtertüten haben bei mir intuitiv alle Alarmglocken geschrillt. Naturbraune Farbe klingt sehr nach salicylathaltigen Zusätzen. Ich verwende deshalb nur die herkömmlichen weißen Filtertüten.

Milch und Zucker im Kaffee dürfen Sie in kleinen Mengen genießen, falls Sie keine Lactose- oder Fructoseintoleranz haben. Ich meide auch Milch und Zucker und trinke meinen Kaffee schwarz.

Helle Brötchen frisch vom Bäcker (zum Beispiel auch mit Sesamkernen bestreut) vertrage ich relativ gut, Misch- oder Roggenbrot dagegen weniger. Doch das liegt vermutlich an der Fructose im Roggen. Geht es dagegen nur um Salicylate, sollte auch Roggenbrot (ohne Kräuterzusätze) verträglich sein.

Als Brotaufstrich vertrage ich weder Butter noch Margarine noch Käseaufstriche. Entweder esse ich mein Brötchen trocken zum Kaffee oder ich verwende etwas veganen Brotaufstrich. Relativ gut verträglich ist hier Bärlauchcreme auf Basis von Sonnenblumenkernen. Andere Brotaufstriche teste ich gerade aus.

Auch etwas Rührei (nur mit Salz gewürzt) genieße ich manchmal zum Frühstück und gelegentlich etwas mageren gekochten Schinken.

Außerdem esse ich ab und zu gerne Haferflocken ohne Zusätze (Kölln Flocken), einfach mit Wasser oder Kaffee zu einem Brei verrührt.

Obst und Fruchtsäfte trinke ich nicht wegen meiner Fructoseintoleranz. Für eine salicylatarme Diät sind aber selbstgepresste Säfte in kleinen Mengen erlaubt. Und auch geschältes, frisches Obst, wie zum Beispiel Birne oder Banane, enthält in der Regel relativ wenig Salicylat.

Hier ist noch einmal zusammengefasst, was Sie zum Frühstück essen können:

- Magenschonender Filterkaffee, nicht zu stark, evtl. mit etwas Milch und Zucker
- Milch oder Kakao
- Helle Brötchen, evtl. mit Sesam oder sonstigen Kernen bestreut, Laugengebäck
- Evtl. Mischbrot oder Roggenbrot
- Haferflocken
- Brotaufstriche aus verträglichen Zutaten
- Weichgekochtes Ei oder Rührei
- Gekochter, magerer Schinken
- Selbstgepresste Säfte aus „erlaubtem" Obst
- Banane, Birne oder Apfel (geschält)

Hauptmahlzeit

Zum Mittag- oder Abendessen dürfen Sie Fleisch oder Fisch genießen, vor allem wenn es nur mild gewürzt und schonend gegart ist. Gedünstet, natur gebraten oder auch gegrillt ist es verträglicher als paniert und frittiert. Frische oder tiefgekühlte Kräuter sind besser als getrocknete.

Als Beilagen dürfen Sie Reis, Nudeln, gekochte Kartoffeln oder Kartoffelbrei genießen.

Gedünstetes Gemüse, wie zum Beispiel Blumenkohl, Brokkoli, Rot- und Weißkohl, Lauch, Schwarzwurzeln, Spargel, Erbsen, Karotten, sowie auch Zwiebeln und Knoblauch sind gut verträglich. Auch Blattsalat, mit Salz, Essig und Öl angerichtet (kein fertiges Salatdressing), ist einigermaßen bekömmlich.

Zum Dessert dürfen Sie sich auch ein wenig Süßes gönnen. Hinsichtlich des Salicylatgehaltes sind selbstgemachte Süßspeisen und Kuchen erlaubt. Verwenden Sie hierfür keine Fertigbackmischungen, kein Fertig-Cremepulver, keine Sauermilchprodukte und keine Aromen und Farbstoffe. Auch selbstgemachtes Eis und Fruchtsalate aus salicylatarmen Früchten dürfen Sie sich gerne gönnen.

Hier ist noch einmal zusammengefasst, was Sie zur Hauptmahlzeit und zum Dessert essen dürfen:

- Fleisch (nur mild gewürzt) oder Fisch
- Eierspeisen selbst zubereitet (kein Fertigei)
- Frische oder tiefgekühlte Kräuter in kleinen Mengen
- Zwiebeln, Knoblauch, Schalotten
- Nudeln, Reis, geschälte Kartoffeln
- Selbst zubereiteter Kartoffelbrei
- Blumenkohl
- Brokkoli
- Kohlgemüse
- Lauchgemüse
- Schwarzwurzeln
- Spargel
- Erbsen
- Karotten
- Salate mit selbst gemachtem Dressing
- Selbstgemachte Süßspeisen
- Fruchtsalate aus „erlaubten" Früchten
- Schokolade

Getränke

Kaffee habe ich schon als verträgliches Frühstücksgetränk erwähnt. Für Kinder ist Kakao (falls Milch vertragen wird) erlaubt.

Ansonsten sind pures Mineralwasser, gut verdünnte, selbst gemischte Apfelsaftschorle, eventuell Malventee aus Teeblättern (nicht Beutel), und Flaschenbier (Warsteiner Pilsener) salicylatarm.

Folgende Getränke sind (vermutlich) verträglich:

- Kaffee
- Mineralwasser (ohne Aroma)
- Evtl. Limonaden (ohne Aromen und E-Stoffe)
- Selbst gepresste Säfte aus „erlaubten" Früchten oder Gemüsesorten
- Malven- oder Hagebuttentee (aus Teeblättern)
- Bier aus der Flasche (z.B. Warsteiner Pilsener).

Essen im Restaurant

Essen im Restaurant ist oft salicylatreicher als Selbstgekochtes, da hier teilweise vorgefertigte Produkte verwendet werden. Achten Sie besonders auf die Salate. Fertigsalate, Salatdressings und Gemüsezubereitungen können viel Benzoesäure enthalten. Entscheiden Sie sich besser für Gemüse pur ohne Soße. Auch Bratensoßen können salicylathaltige Zutaten enthalten.

Probieren Sie einfach selbst aus, was Ihnen gut bekommt. Falls Sie sofort oder am Tag nach dem Restaurantbesuch Symptome wie Magenbrennen, Völlegefühl, Kopfschmerzen, Kieferhöhlenprobleme oder Erschöpfung bei sich feststellen, achten Sie in den nächsten Tagen auf eine besonders salicylatarme Kost.

Generell gilt: Mahlzeiten und Getränke, die aus stark gewürzten, gefärbten, aromatisierten oder fertigen, konservierten Zutaten bestehen, sind für Menschen mit Salicylatintoleranz nicht gut verträglich.

Umgekehrt gibt es aber nur wenige Dinge, die uneingeschränkt zu empfehlen sind. Es ist Ihnen vermutlich aufgefallen, wie vorsichtig ich die Liste mit den erlaubten Nahrungsmitteln formuliert habe.

Der Salicylatgehalt der Nahrung ist nun mal so unterschiedlich, dass keine allgemeingültigen Aussagen zu treffen sind. Dazu kommt, dass viele Menschen mit Salicylatallergie auch noch weitere Unverträglichkeiten entwickeln. Dann muss die Diät wirklich individuell zusammengestellt werden. In einem Buch wie diesem ist es nicht möglich, Ihnen genau zu sagen, was Sie vertragen.

Hierfür kann ich Ihnen auf Wunsch meine ganzheitliche Ernährungsberatung anbieten, die auf Ihre persönlichen Allergien und Unverträglichkeiten abgestimmt ist, siehe hier: www.gesundheit-ganzheitlich.com/gesund-essen/.

Salicylatarm selbst kochen

Generell gilt: Beschränken Sie Ihre Restaurantbesuche so weit wie möglich, nutzen Sie auch zu Hause möglichst wenig vorgefertigte Speisen, und kochen Sie am besten selbst.

Seien Sie kreativ beim Kochen, aber verzichten Sie auf allzu viele geschmackliche Raffinessen. Einen Salat nur mit etwas Salz, Essig und Öl anzumachen, ist verträglicher als das „tolle" Salatdressing. Gemüse, einfach in etwas Salzwasser gedünstet, ist besser verträglich, als wenn es mit allen möglichen Geschmackszutaten versehen wird.

Kochen Sie einfach und lernen Sie, den ursprünglichen Geschmack der Nahrung wieder zu schätzen. Essen Sie bewusst und achtsam.

Finden Sie Ihre persönliche Wohlfühldiät und stehen Sie dazu. Geben Sie Ihrem Körper das, was er braucht, und überhäufen Sie ihn nicht mit Dingen, die ihm schaden, auch wenn sie nach landläufiger Meinung als gesund gelten.

Was für Sie gesund und verträglich ist, signalisiert Ihnen Ihr Körper von Tag zu Tag. Hören Sie auf diese Signale und seien Sie dankbar dafür.

Und bringen Sie auch Ihren Kindern bei, dass Verzicht auf Unverträgliches fit und fröhlich macht.

Salicylatarme Diät für Kinder

Auch Kinder profitieren von einer salicylat- und zusatzstofffreien Diät. Symptome wie ADHS und weitere gesundheitliche Probleme würden sich damit deutlich bessern. Nur, wie kann man den Kleinen das vermitteln? Und worauf ist bei der kindlichen Ernährung besonders zu achten?

Der kalifornische Arzt Ben Feingold entwickelte in den Siebziger Jahren des letzten Jahrhunderts die nach ihm benannte Feingold Diät.

Feingold erkannte, dass sich Hyperaktivität und viele Verhaltensauffälligkeiten bei Kindern drastisch verbesserten, wenn sie auf bestimmte Nahrungsmittel verzichteten.

Die Feingold Diät eliminierte folgende Nahrungsmittel aus dem Speiseplan hyperaktiver Kinder:

- Nahrungsmittel, die natürliche Salicylate enthalten: Äpfel, Aprikosen, Brombeeren, Erdbeeren, Pflaumen, Stachelbeeren, Pfirsiche, Orangen, Gurken.

- Nahrungsmittel, die künstliche Salicylate enthalten: Bockwürste, Eiscreme, alle Teesorten, Margarine, Süßigkeiten und Diätgetränke.

Zusätzlich empfahl er, Kinder auch vor folgenden Salicylatquellen zu schützen:

- Sonstige Salicylatquellen: Zahnpasta, Mundwasser, Hustentropfen und -pastillen, Deodorants, Parfüm, Desinfektionsmittel, Insektizide, Fingerfarben, Vanillin, Karamell, Vitaminpräparate, Kindermedikamente und Speisefett.

Leider fanden Feingolds sicher sinnvolle Ernährungsempfehlungen keine große Anhängerschaft. Die Diät wurde als nicht durchführbar kritisiert und nicht weiter empfohlen.

Sicher ist es schwierig, Kinder zum Verzicht von Süßigkeiten zu bewegen. Wer selbst Kinder hat, weiß ein Lied davon zu singen. Zu groß sind die Gelüste nach zuckerhaltigen Naschereien. Der Süßhunger nimmt fast schon Suchtcharakter an, und das ist nicht nur bei Kindern, sondern auch bei manchen Erwachsenen ein Thema. Es wird also nicht ohne gewisse Überzeugungsarbeit möglich sein, die kindlichen Süßigkeiten-Rationen zu verringern.

Schwierig ist es auch deshalb, weil die Freunde in Kindergarten, Schule oder auf dem Spielplatz weiterhin naschen. Auch der Gruppenzwang spielt da sicher eine gewisse Rolle. Um nicht ausgeschlossen zu werden, möchte auch Ihr Kinder gerne mit in die Gummibärentüte greifen.

Allerdings sind Allergien heute auch bei Kindern schon ein Begriff. Und wenn Sie Ihr Kind dazu bringen, dass es selbstbewusst sagen kann, es sei allergisch gegen Gummibärchen und dürfe diese deshalb nicht mehr naschen, könnte es ja sogar zum Vorbild für seine Mitschüler und Freunde werden.

Gut ist es auch, wenn Sie leckere Alternativen anbieten. Warum nicht gemeinsam Nüsse knacken oder Sonnenblumenkerne knabbern, statt Bonbons zu lutschen?

Entscheidend ist, wie Sie Ihrem Kind vermitteln, dass es auf manche Genüsse verzichten soll, damit es fit und gesund ist und sich gut fühlt. Das Beste ist natürlich, wenn Sie selbst mit gutem Beispiel vorangehen und salicylatarme Diät zu einer Selbstverständlichkeit in Ihrer Familie machen.

Kochen Sie so oft wie möglich selbst, gehen Sie auf die Vorlieben Ihres Kindes ein und geben Sie ihm alles, was es im Rahmen der Diät essen darf. Und machen Sie ihm klar, dass es weniger husten muss, oder die Haut weniger juckt, wenn es das Richtige isst.

Erklären Sie ihm auf kindgerechte, bildliche Weise, warum die Salicylate seinen Körper angreifen, und wie gut es ihm doch geht, wenn es so etwas nicht mehr isst. Nach einiger Zeit wird die salicylatarme Diät immer selbstverständlicher und der Süßigkeiten-Hunger lässt allmählich nach.

Ihr Kind wird gesünder und ausgeglichener sein, es kann sich besser konzentrieren und kommt im Kontakt mit anderen besser klar.

Und denken Sie auch daran: Es kommt darauf an, Salicylate so gut wie möglich zu reduzieren. Sie ganz aus der Ernährung zu eliminieren, ist fast unmöglich. Geringe Mengen kann der Körper tolerieren, es kommt, wie gesagt, auf die Summe an.

Wenn Sie Ihr Kind im Alltag salicylatarm ernähren, ist es auch nicht so schlimm, wenn es beim Kindergeburtstag einmal über die Stränge schlägt. Vielleicht wird es die Konsequenzen selbst spüren, und in der Folge wieder freiwillig das Richtige essen wollen.

Wenn Sie es schaffen, Ihr Kind weitgehend frei von Süßigkeiten zu ernähren, ferner Speisefett, also auch Pommes vom Ernährungsplan zu streichen, Margarine durch hochwertige Brotaufstriche zu ersetzen, einige Obstsorten zu vermeiden und zusätzlich parfümfreie Pflegeprodukte und Waschmittel zu verwenden, ist schon sehr viel gewonnen.

Sie müssen nicht alles richtig machen. Wenn Sie und Ihr Kind ungefähr wissen, worauf zu achten ist, wird es ihm schon deutlich besser gehen. Mit der Zeit wird Ihr Kind lernen, immer besser auf seinen Körper zu hören und von sich aus nur noch das essen wollen, was ihm gut tut.

SALICYLATINTOLERANZ BEHANDLUNG

Lässt sich die Salicylatintoleranz behandeln, oder müssen Sie ein Leben lang diese Diät einhalten, fragen Sie sich vielleicht jetzt, liebe Leser.

Karenz

Nun, die beste Therapie ist tatsächlich die Karenz, also das konsequente Meiden salicylathaltiger Medikamente, Speisen, Getränke und Pflegeprodukte.

Karenz heißt Verzicht. Doch bei der Salicylatintoleranz ist ja nicht, wie bei einer echten Allergie, hundertprozentiger Verzicht nötig. Je nach Ihrer persönlichen Toleranzgrenze vertragen Sie vielleicht das eine oder andere salicylathaltige Nahrungsmittel in kleinen Mengen, ohne Beschwerden zu bekommen. Werden Sie zum Profi für Ihre gesunde Ernährung und testen Sie aus, was Sie vertragen.

Achten Sie dabei auf Ihre persönlichen Vorlieben und gönnen Sie sich ab und zu Ihre Lieblingsspeisen, auch wenn sie auf der Verbotsliste stehen. Wenn Sie zum Beispiel Spaghetti Napoli lieben, dann probieren Sie aus, wie oft und wieviel Sie davon essen können. Stattdessen lassen Sie am nächsten Tag eben die Zucchinisuppe, die Ihnen ohnehin nicht besonders gut schmeckt, einfach weg.

Viel ist auch schon gewonnen, wenn Sie auf salicylathaltige Getränke und Fertiggerichte verzichten. Und natürlich auf zu viel Würze und Trockenkräuter. Die beste Therapie einer Salicylatintoleranz ist es, eine persönliche Diät zusammenzustellen, die Ihre Beschwerden lindert und dennoch genussvolles Essen erlaubt.

Zur Therapie gehört auch, besonders achtsam zu essen. Essen Sie nicht nebenher, sondern lenken Sie Ihre ganze Aufmerksamkeit auf das, was Sie da gerade kauen. Spüren Sie das Essen in Ihrem Mund, nehmen Sie die Konsistenz Ihrer Nahrung wahr und schmecken Sie vor allem genau hin.

Was Ihnen nicht gut schmeckt, oder wofür Sie viel Würze brauchen, um es zu mögen, ist wohl gerade nicht das Richtige für Sie. Wenn Sie dagegen die gegarten Karotten oder den gedünsteten Fisch besonders lecker finden, dann sind vermutlich genau die Nährstoffe enthalten, die Ihr Körper gerade braucht.

Mit Karenz (Verzicht) haben Sie es selbst in der Hand, Ihre Beschwerden zu lindern. Doch wenn Sie stark unter Ihrer Salicylatintoleranz leiden und sich durch die Diät zu sehr eingeschränkt fühlen, gibt es weitere Therapiemöglichkeiten.

Nachfolgend beschreibe ich Ihnen, welche medizinischen Behandlungsmöglichkeiten bei Salicylatintoleranz zur Verfügung stehen.

Cortison

Bei starken Salicylatreaktionen hilft Cortison. Dieser Satz hat sich für mich schon oft bewahrheitet. Und obwohl ich kein Fan von Tabletten bin, hat Cortison mich überzeugt.

Cortison ist die Bezeichnung für vielerlei Medikamente, die Glucocorticoide enthalten. Das sind Wirkstoffe, die ähnlich wie das Cortisol wirken, das die Nebennierenrinde Tag für Tag in unserem Körper herstellt. Oder besser gesagt, Nacht für Nacht produziert unsere Nebennierenrinde lebenswichtiges Cortisol, denn morgens ist der Cortisol Spiegel am höchsten.

Cortisol wirkt stark entzündungshemmend, es verleiht Energie in Stresssituationen, gibt uns also die Power, unseren Alltag zu bewältigen.

Im Zellstoffwechsel verhindert Cortisol, dass zu viel Arachidonsäure freigesetzt wird. Erinnern Sie sich an die Arachidonsäure aus dem dritten Kapitel? Arachidonsäure ist Teil der Phospholipide in unseren Zellen, die durch Phospholipasen freigesetzt wird.

Diese freie Arachidonsäure wird durch Einwirkung von Salicylaten dann vermehrt zu Leukotrienen umgewandelt. Und Leukotriene führen zu Muskelkontraktionen und damit zu Problemen in Bronchien, Blutgefäßen und im Verdauungstrakt.

Cortisol greift in dieses Geschehen ein, indem es die Aktivität der Phospholipasen hemmt. So wird das Freisetzen von Arachidonsäure vermindert, es entstehen weniger Leukotriene und somit weniger durch Leukotriene ausgelöste Symptome.

Das heißt also, wenn die Nebennieren ausreichend körpereigenes Cortisol liefern, haben wir weniger salicylatbedingte Beschwerden.

Immer öfter kommt es aber vor, dass die Nebennieren erschöpfen und nicht mehr genügend Cortisol produzieren können. Denn dieses Hormon muss nicht nur die Phospholipasen hemmen, es wird für jede körperliche und seelische Stressreaktion gebraucht.

Ob Sie sich nun im Beruf mit einem Kollegen oder Vorgesetzten herumärgern, Ihr Baby Ihnen nachts den Schlaf raubt oder Ihr Immunsystem gegen ein Allergen kämpft, immer wird Cortisol gebraucht, um Ihnen genügend Energie und Gelassenheit zur Verfügung zu stellen.

Da die Anforderungen des Alltags immer größer werden, da wir oft auch die Freizeit nicht nutzen, um uns Ruhe zu gönnen, sondern uns auch hier zu viel Aktivität und Stress aufhalsen, da Umweltgifte und gewisse Ernährungsfaktoren ebenfalls Stress bedeuten und Cortisol verbrauchen, kommt es häufig vor, dass ein relativer Cortisolmangel entsteht.

Relativ heißt, das Angebot an Cortisol reicht nicht für den gesteigerten Verbrauch. Auch wenn die Blutanalyse vielleicht Normalwerte ergibt, weiß der Arzt nicht, ob in der persönlichen Situation mehr Cortisol erforderlich wäre. Denn was besagen schon Normalwerte bei einem Stresshormon? Sollten nicht bei zunehmendem Stress auch die Bedarfswerte neu angepasst werden?

Sie sehen, liebe Leser, der moderne Lebensstil erfordert viel Cortisol. Wie schaffen Sie es nun, wieder genügend Cortisol für ein gesundes, aktives, beschwerdefreies Leben zur Verfügung zu haben, in dem Salicylate und andere Faktoren gar nicht erst angreifen können?

Vorübergehend ist es sicher gut, dem Körper zusätzliches Cortisol zuzuführen. Dies geschieht mit Cortison-Medikamenten.

Cortison kann im Notfall als Infusion verabreicht werden, ansonsten entweder als Tabletten oder Tropfen, sowie lokal als Spray für die entzündeten Atemwege bzw. als Salbe auf die gereizten Hautpartien.

Cortisonsprays und Inhalationslösungen haben sich in der Asthmatherapie bewährt. Und bei chronischer Sinusitis zeigt sich, dass Cortison oft besser wirkt als Antibiotika. Vermutlich deshalb, weil hier meist nicht Bakterien die Ursache der Schleimhautentzündungen sind, sondern die durch Leukotriene hervorgerufenen Irritationen.

Cortison bringt in der Regel akute, salicylatbedingte Krankheitssymptome schnell zum Abklingen. Inwieweit Cortison auch vorbeugend eingenommen werden sollte, zum Beispiel in regelmäßiger Minimaldosierung, um die Nebennieren bei einem relativen Mangel zu unterstützen, bleibt umstritten.

Viele Menschen und Mediziner haben jedoch Vorbehalte gegen Cortison. Cortison ist mit vielen Ängsten und Vorurteilen behaftet, obwohl es im Notfall lebensrettend und als körpereigene Substanz sicher verträglicher ist, als so manch andere Pille, die bedenkenlos verordnet wird.

Gegen eine regelmäßige Cortisoneinnahme spricht vielleicht die Tatsache, dass der körpereigene Cortisolstoffwechsel durch ein ausgeklügeltes System reguliert wird, in das nicht zu stark eingegriffen werden sollte. Doch das wäre bei einer Dauertherapie der Fall.

Besser ist es, die Nebennieren einerseits darin zu unterstützen, dass sie wieder genügend Cortisol produzieren. Das geschieht vor allem durch Ruhepausen, Entspannung und ausreichend Schlaf.

Andererseits ist es wichtig, so zu leben, dass nicht zu viel Cortisol verbraucht wird. Alles was Sie tun, um Stress zu vermeiden, hilft Ihnen, dass Ihr körpereigenes Cortisol nicht unnötig verschwendet wird, sondern wieder ausreicht, um auch Ihre salicylatbedingten Beschwerden abzumildern.

Folgende drei Punkte helfen, Stress zu reduzieren:

- Überfordern Sie sich nicht ständig. In unserer Leistungsgesellschaft kommen Erholungsphasen oft zu kurz. Doch diese sind notwendig, damit Ihr körpereigenes Cortisol ausreicht.

- Befreien Sie sich aus belastenden beruflichen oder privaten Situationen, oder lernen Sie mit Hilfe psychologischer Maßnahmen, trotzdem gelassen und entspannt zu bleiben.

- Wenden Sie Entspannungsverfahren an, wie Autogenes Training, Yoga oder Meditation. Damit lässt sich Ihr Cortisolverbrauch senken. So bleibt auch noch genügend Cortisol für die antiallergene Wirkung übrig.

Leukotrien-Antagonisten

Leukotrien-Antagonisten sind Medikamente, die vor allem in der Asthma-Therapie zum Einsatz kommen. Sie besetzen die Andockstellen der Leukotriene, so dass diese ihre schädliche Wirkung nicht entfalten können.

Leukotrien-Antagonisten werden zur Inhalation aber auch in Tablettenform angewandt und sollen Cortison einsparen helfen. Ich selbst habe keine Erfahrung mit diesen Medikamenten und kann deshalb wenig dazu schreiben.

Desaktivierung

In der Schulmedizin wird bei Salicylatintoleranz auch eine Desaktivierung angeboten. Hierbei werden dem Körper regelmäßig kleinste Mengen an ASS-Tabletten verabreicht. Der Körper soll sich daran gewöhnen, um künftig nicht mehr so heftig darauf zu reagieren.

Die Desaktivierung muss anfangs unter ärztlicher Aufsicht erfolgen, damit bei starken Reaktionen sofort Gegenmaßnahmen eingeleitet werden können. Auch wird bei starker Salicylatintoleranz mit kleinsten Mengen begonnen, die dann allmählich gesteigert werden, bis hin zu 100 mg ASS täglich.

Ich habe noch keine eigene Erfahrung mit der Desaktivierung, irgendwie erscheint sie mir nicht ganz logisch. Schließlich will ich meinen Körper nicht überlisten, indem ich ihn an etwas gewöhne, was ihm nicht gut tut.

Aber vielleicht sehe ich das auch falsch. Ich weiß aus Erfahrungsberichten, dass die Desaktivierung vielen Patienten geholfen hat, Salicylate besser zu vertragen. Vor allem bei den klassischen Salicylat-Symptomen Asthma und Nasenpolypen ist sie oft erfolgreich.

Da meine Devise lautet „Was hilft, hat recht", stelle ich die Desaktivierung als mögliche Therapiemöglichkeit hier vor. Probieren Sie es aus, wenn Sie möchten, liebe Leser, vielleicht hilft sie auch Ihnen.

Vitamin B12

Vitamin B12 Mangel scheint eine wichtige Rolle bei Nahrungsmittelallergien, insbesondere bei Unverträglichkeiten gegen Konservierungsmittel wie Benzoesäure zu spielen.

Zum einen wird vermehrt Vitamin B12 für den Stoffwechsel von Benzoesäure gebraucht. Auch für den Stoffwechsel der Folsäure wird viel Vitamin B12 verbraucht, da Folsäure ebenfalls, wie schon beschrieben, teilweise aus einer Benzoesäure-Verbindung besteht.

Zum anderen wird das wichtige Vitamin B12 bei Schäden der Magenschleimhaut schlecht vom Körper aufgenommen, da hier der Transportfaktor (Intrinsic Factor) nicht ausreichend vorhanden ist.

Dadurch entsteht ein Teufelskreis. Durch die (salicylatbedingten) Magenschleimhautschäden wird weniger Vitamin B12 resorbiert, und eine mangelnde Vitamin B12 Versorgung verschärft die Salicylatintoleranz und sonstige Unverträglichkeiten noch mehr.

Ein Vitamin B12 Mangel macht sich unter anderem in mangelnder Belastbarkeit, Reizbarkeit und Nervenstörungen bemerkbar. Sind manche Symptome der Salicylatintolaranz nur B12 Mangelsymptome, die verschwinden, wenn der Mangel behoben wird?

Es ist wichtig, an diesen möglichen Mangel zu denken und bei Bedarf Vitamin B12 zu ergänzen. Lassen Sie Ihren B12 Spiegel bitte vom Arzt bestimmen oder probieren Sie einfach aus, ob dieses Vitamin Ihnen gut tut. Suchen Sie dafür ein gutes Vitamin B12 Präparat, möglichst ohne Zusätze und Konservierungsmittel.

Mineralstoff Magnesium

Salicylate bewirken das vermehrte Bilden von Leukotrienen. Und Leukotriene führen zum Zusammenziehen der glatten Muskulatur, was zum Beispiel Asthma-Anfälle auslösen kann, wie Sie im zweiten Kapitel dieses Buches lesen konnten.

Dem wirkt der Mineralstoff Magnesium entgegen. Magnesium führt zum Lösen der Muskelkontraktionen und kann deshalb Bronchien und Blutgefäße erweitern, Verspannungen mildern und krampfartigen Hustenanfällen vorbeugen.

Zudem stabilisiert Magnesium die Zellmembranen. Kann Magnesium also auch verhindern, dass zu viel Arachidonsäure aus den Zellen freigesetzt wird? Denn eine überhöhte Reizbarkeit von Zellmembranen ist ein Faktor, der zum Freisetzen von Arachidonsäure und zum übermäßigen Bilden von Leukotrienen führt. Oder anders gefragt: Verschlimmert ein Magnesiummangel die Salicylatintoleranz? Soweit ich weiß, wurde dieser Zusammenhang bisher noch nicht untersucht.

Ein Magnesiummangel kann durch Blutanalysen nicht exakt nachgewiesen werden, denn Magnesium wirkt im Gewebe.

Es kann sich deshalb durchaus lohnen, bei salicylatbedingten Beschwerden mehr Magnesium zu sich zu nehmen. In der Nahrung ist es vor allem in Nüssen, Vollkorn und dunkler Schokolade, sowie in magnesiumreichen Mineralwässern enthalten.

Auch mit Hilfe von Nahrungsergänzungsmitteln lassen sich die Magnesiumdepots im Gewebe wieder auffüllen. Es gibt inzwischen Magnesiumpräparate ohne Zusatzstoffe. Probieren Sie einfach aus, ob Sie sich mit Magnesium besser fühlen.

Spurenelement Kupfer

Kupfer ist ein oft vergessenes Spurenelement, ein Mangel wird nicht immer erkannt. Dabei ist Kupfer ein wichtiger Bestandteil vieler Enzyme, vor allem der so genannten Oxidasen, die bei Kupfermangel nicht optimal funktionieren.

In Bezug auf die Salicylatintoleranz ist Kupfer in zweierlei Hinsicht bedeutungsvoll:

Zum einen ist Kupfer wichtig für die Gewinnung des Energiemoleküls ATP. Da Salicylate, wie im ersten Kapitel beschrieben, ATP zerstören, ist Kupfer wichtig, damit genügend Nachschub erzeugt werden kann.

Zum anderen ist Kupfer nötig für das Funktionieren der Diaminoxidase (DAO). Dieses Enzym ist dafür zuständig, dass Histamin im Körper abgebaut wird. Bei einem Kupfermangel ist die DAO nicht ausreichend aktiv, das Histamin kann nur langsam abgebaut werden und reichert sich im Körper an.

Jede Salicylatzufuhr oder jeder andere Faktor, der Histamin freisetzt, erhöht den Histaminspiegel noch mehr und führt zu den bekannten Beschwerden der Histaminose und der im Kapitel drei beschriebenen Mastzellaktivierungskrankheit.

Durch eine ausreichende Kupferzufuhr wird die DAO wieder funktionsfähiger und kann Histamin schneller abbauen, so dass es nicht mehr zu den histamin-bedingten Symptomen kommt. Mehr Kupfer zuzuführen tut einfach gut, so meine Erfahrung.

Als Nahrungsergänzungsmittel hat sich Kupfergluconat bewährt. Doch klären Sie eine Kupfereinnahme bitte vorher mit Ihrem Arzt ab, denn es gibt in seltenen Fällen genetische Faktoren, die auch zu einer Kupferüberlastung führen können.

Homöopathie

Auch Homöopathie kann verblüffend wirksam sein. Ich habe vor allem zwei homöopathische Mittel gefunden, die mir sehr gut tun, wenn ich Salicylatsymptome habe.

Luffa:

Mein „Wundermittel" für Kieferhöhlenprobleme ist Luffa operculata. Als Globuli in der Potenz D12 hilft es mir jedes Mal zuverlässig. Innerhalb kurzer Zeit schwillt meine Schleimhaut ab, ich kann wieder frei atmen und fühle mich wohler.

Belladonna:

Belladonna hat in seiner Indikationsliste „Unverträglichkeit gegen Salicylsäure" stehen, deshalb habe ich es ausprobiert. Mit Erfolg. Bei salicylatbedingtem Ohrensausen, Halsschmerzen oder auch Magenproblemen nehme ich Belladonna Globuli in der Potenz C30 und spüre innerhalb weniger Minuten ein Nachlassen der Beschwerden.

Ich weiß nicht, inwieweit diese Wirkung allgemeingültig ist, und inwieweit der eigene Konstitutionstyp eine Rolle spielt. Ich schreibe meine Erfahrungen hier trotzdem für Sie auf, liebe Leser. Wenn auch Sie homöopathische Mittel ausprobieren möchten, ziehen Sie am besten einen erfahrenen Homöopathen zu Rate.

Entspannung

In meinen Ausführungen über Cortison habe ich es bereits angesprochen, wie wichtig Entspannung für ein gesundes Funktionieren der Nebennieren und damit für eine ausreichende Menge an entzündungshemmendem Cortisol ist.

Im Grunde sind die meisten Krankheiten, einschließlich der Nahrungsmittel-Intoleranzen, Stresskrankheiten. Zum einen verschlimmern sie sich bei psychischem oder körperlichem Stress. Zum anderen verstärken auch unverträgliche Nahrungsmittel den Stress im Körper, da der Körper sie als „Feinde" erkennt und deshalb immer in Alarmstimmung sein muss.

Doch auch Gedanken können Stress bereiten. Ich weiß aus eigener Erfahrung, je mehr ich mich gedanklich in meine Intoleranzen hineinsteigere und sie als Problem betrachte, umso deutlicher nehme ich sie wahr.

Wenn ich sie dagegen einfach akzeptiere, werde ich innerlich gelassen. Ich mache mir selbst weniger Stress und mein Körper dankt mir das, indem er innerhalb meiner persönlichen Grenzen fit und leistungsfähig ist.

Akzeptanz und Dankbarkeit

Generell ist Akzeptanz eine der heilsamsten Methoden, die Sie anwenden können. Vergleichen Sie sich nicht mit anderen, streben Sie nicht nach noch mehr Leistungsfähigkeit, setzen Sie sich nicht ständig selbst unter Druck, beklagen Sie nicht Ihre gesundheitlichen Einschränkungen, sondern akzeptieren sich und Ihre gesundheitliche Situation zuerst einmal so, wie sie ist. Sie werden sehen, Akzeptanz ist der Beginn für innere Heilung.

Zur Akzeptanz gehört auch Dankbarkeit. Seien Sie Ihrem Körper dankbar für alles, was er für Sie tut. Seien Sie dankbar, dass Sie sehen, hören, laufen, sprechen, denken und lieben können. Sehen Sie das, was an Ihrem Körper alles gesund ist, anstatt sich zu sehr auf die Symptome Ihrer Intoleranz zu fokussieren.

Mir hat ein Allergiearzt der Universitätsklinik Erlangen einmal wunderbar zu einer geänderten Blickrichtung verholfen. Ich saß in seiner Sprechstunde und klagte über meine Allergie-Symptome, da sagte er plötzlich: „Wissen Sie was? Ich nehme Sie einmal mit auf die Intensivstation, dann werden Sie erkennen, was Kranksein wirklich bedeutet."

Und er hatte recht. Von da an veränderte ich mein Denken. Ich erkannte, wie gesund ich doch trotz alledem war. Und ich war dankbar für die Erkenntnisse zur Salicylatintoleranz, die mir halfen, meine Gesundheit eigenverantwortlich verbessern zu können.

Meine Akzeptanz förderte meine Entspannung, und in der Entspannung erhielt ich Zugang zu meiner Intuition und zu meinem „inneren Ernährungsberater". Ich wusste plötzlich ganz automatisch, welche Nahrungsmitteln nicht gut für mich waren und umgekehrt, was ich zu Unrecht verdächtigt hatte.

So erkannte ich, dass meine Hauptprobleme Milchprodukte und Fruchtsäfte waren und schaffte es, diese völlig aus meiner Ernährung zu streichen.

Auf Salicylate und Benzoesäure reagiere ich immer noch sehr stark, aber mein Lieblingsgemüse Tomaten kann ich wieder in kleinen Mengen genießen, wenn ich bei anderen Salicylatquellen achtsam bin.

Deshalb will ich auch Sie, liebe Leser, ermuntern, entspannt mit Ihrer Salicylatintoleranz umzugehen, Ihre Symptome als wichtige Warnhinweise zu akzeptieren und Ihrem Körper dafür dankbar zu sein.

Lernen Sie, auf ihren Körper zu hören, anstatt nur noch Diätlisten zu studieren. Öffnen Sie sich für Ihren „inneren Ernährungsberater", er wird auch Ihnen im entspannten Zustand sagen, was Ihnen gut tut und was nicht.

Meditation

Da ich mich nicht nur mit ganzheitlicher Ernährungsberatung, sondern auch mit Entspannung und Meditation beschäftige, habe ich zum Abschluss dieses Ratgebers über Salicylatintoleranz eine Heilmeditation „Gesund essen – Inneren Heiler aktivieren" für Sie formuliert, die Ihnen den Zugang zu Ihrem „inneren Ernährungsberater" öffnen soll.

Diese Meditation wird Sie entspannen und damit auch Ihren Nebennieren gut tun. Sie wird Ihnen zudem im Entspannungszustand heilende Worte in Ihr Unterbewusstsein einprogrammieren, die Ihre Ernährung und Gesundheit verbessern werden.

Ich wünsche Ihnen nun gute Entspannung und einen leichten Zugang zu Ihrem „inneren Berater" beim Lesen der folgenden Meditation. Wie bei geführten Meditationen üblich, werde ich Sie hierbei mit „Du" ansprechen, denn diese Anrede wird vom Unterbewusstsein besser angenommen als das distanzierte „Sie".

Nun also folgt meine geführte Meditation „Gesund essen – Inneren Heiler aktivieren". Lesen Sie sie langsam durch. Sie werden sehen, schon beim Lesen kommen Sie innerlich zur Ruhe. Noch intensiver wirkt sie natürlich beim Hören, mehr dazu später.

Meditation „Gesund essen – Inneren Heiler aktivieren"

Hallo und herzlich willkommen zu einer kleinen Meditationsreise, einer Reise, die dich sanft in dein Inneres führen wird, hin zu deinem inneren Arzt und deinem inneren Ernährungsberater.

Du darfst diese Meditationsreise genießen, wenn du willst, du darfst aber auch zu jeder Zeit „aussteigen", wenn du dich aus irgendeinem Grund nicht wohl fühlen solltest. Du darfst in jedem Augenblick selbst entscheiden, wie tief du dich in den Entspannungszustand führen lässt.

Und nun wollen wir mit der Meditation beginnen. Bist du bereit?

Setze oder lege dich bequem hin... wenn du willst, darfst du dich mit einer Decke zudecken, damit du dich wohlig warm und geborgen fühlen kannst. Spüre nun, wie du allmählich zur Ruhe kommst...

Richte deine Aufmerksamkeit nun ein wenig auf deinen Körper, spüre deinen Körper, nehme wahr, wie sich dein Körper anfühlt, spüre den Kontakt zu deiner Unterlage, spüre deine Arme... und deine Beine..., spüre deinen Kopf.... dein Gesicht... deinen Nacken.... deine Schultern....deinen Rücken

Spüre, wie sich deine Muskeln immer mehr lockern, wie du loslassen kannst, genieße es, dass du nun einfach ein wenig Zeit nur dir selbst widmen kannst...nur dir selbst...

Alles, was dich gerade noch beschäftigt hat, darfst du ablegen wie einen Rucksack..., fühle dich leicht und frei und voller Ruhe... und spüre, wie du in der Ruhe immer mehr zu dir selbst findest...

Lenke deine Aufmerksamkeit nun sanft zu deinem Atem, atme ein und aus... und ein und aus , beobachte deinen Atem..., beobachte dein Ausatmen..., spüre wie du alles ausatmen kannst, was du loslassen willst...

Alles, was du loslassen willst, verlässt beim Ausatmen deinen Körper, alles was du loslassen willst, löst sich einfach in Luft auf, nachdem du es ausgeatmet hast...

Atme ein...und aus... und ein... und aus.....und nun überlass deinen Atem sich selbst... lass dich atmen...

Stelle dir nun eine schöne breite Treppe mit drei Stufen vor, die du langsam hinabsteigst... mit jeder Stufe gelangst du tiefer und tiefer in die Ruhe...

Du steigst nun die erste Treppe nach unten..., deine Muskeln lockern sich mehr und mehr..., immer tiefer kommst du in die Ruhe...

Du steigst die zweite Treppe nach unten... dein Atem wird immer ruhiger..., dein Herz fühlt sich weich und weit an..., immer tiefer breitet sich die wohlige Ruhe in dir aus...

Steige nun die dritte Stufe nach unten..., du fühlst nun tiefe innere Ruhe..., alles ist gut..., du bist ganz bei dir..., du fühlst dich wohl, so im Einklang mit dir selbst...

Du bist nun am Fuß der Treppe angekommen und stehst vor einer Tür..., du öffnest die Tür... und gehst langsam in den Raum hinein, der sich vor dir öffnet..., es ist ein wunderschöner heller Raum..., du fühlst dich auf einmal von sanftem Licht umgeben....

Heilendes, sanftes Licht umgibt dich..., heilendes, sanftes Licht durchströmt nun sanft deinen Körper..., das heilende sanfte Licht gelangt in jede Zelle deines Körpers und versorgt sie mit wunderbarer Energie...

Das heilende, sanfte Licht beleuchtet nun deinem inneren Heiler..., du kannst ihn sehen..., vielleicht siehst du deinen inneren Heiler als gütig aussehende Person in weißer Kleidung...

Vielleicht siehst du deinen inneren Heiler als eine Art Schutzengel, der über deine Gesundheit wacht...

Du kannst deinen inneren Heiler nun sehen..., oder du kannst ihn deutlich in dir fühlen..., vielleicht fühlst du deinen inneren Heiler als wohltuendes, beruhigendes Wissen..., dass alles gut ist und gut wird...

Immer heller leuchtet das sanfte, weiße Licht hin zu deinem inneren Heiler..., es aktiviert deinen inneren Heiler...

Dein innerer Heiler ist nun immer aktiv in dir..., dein innerer Heiler sagt dir, welche Nahrung du verträgst..., dein innerer Heiler sagt dir, welche Nahrung du essen darfst und wieviel davon dir gut tut..., dein innerer Heiler sagt dir, wann es genug ist..., wann du satt bist..., dein innerer Heiler hilft dir, dass du wieder deine natürlichen Impulse wahrnimmst...

Von jetzt an nimmst du deutlich wahr, worauf du Appetit hast..., du hast von jetzt an immer auf die Nahrungsmittel Appetit, die gut für dich sind..., von nun an kannst du achtsam und langsam dein wunderbares, bekömmliches Essen genießen, bis du wohlige Sattheit wahrnimmst...

Du fühlst dich wohl, wenn du gegessen hast..., du fühlst dich wohl in deinem Körper..., du liebst dich und deinen Körper..., du bist gut zu deinem Körper... du gibst deinem Körper von jetzt an die wunderbar gesunde Nahrung, die er braucht..., du genießt es, wunderbar wohlschmeckende Nahrung zu dir zu nehmen...

Ganz bewusst und achtsam nimmst du wahr, wie die Nahrung duftet und wie sie schmeckt..., du isst achtsam und genussvoll deine wunderbare Nahrung..., du spürst, wie du deinem Körper mit der Nahrung wunderbare Energie zuführst..., du bist dankbar für die wunderbare Nahrung, die dir zur Verfügung steht...

Dein innerer Heiler hilft dir, dass du deinen wunderschönen Körper lieben und wahrnehmen und gut behandeln kannst..., du darfst deine Ernährungsangelegenheiten nun einfach an deinen inneren Heiler abgeben..., er ist verbunden mit der natürlichen Körper-Intelligenz in dir..., er wird dich wunderbar führen..., so dass du nun auf deine inneren Impulse hören und vertrauen kannst....

Deine Ernährung ist von jetzt an leicht und gut verträglich..., du weißt immer, was dir gut tut....

Du liebst deinen Körper..., du siehst deinen Körper als das wertvollste Geschenk an, das du bekommen hast..., du liebst dein Leben..., du liebst dich selbst und du bist gut zu dir selbst...

Du spürst, wie es dir von jetzt an immer besser geht..., du fühlst dich wohl in deiner Haut..., du fühlst dich gesund und glücklich...

Du isst das, was dir gut tut..., du lebst so, wie es dir gut tut..., du bist entspannt und voller Lebensfreude...

Du erlaubst dir von jetzt an, einfach glücklich und gesund zu sein... und dein Leben in deinem wunderschönen Körper zu genießen..., dein innerer Heiler wird immer präsent sein... und dir die Impulse geben, die dir und deinem Körper gut tun...

Du isst und trinkst von jetzt an nur noch das, was dir gut tut..., du denkst und tust von jetzt an nur noch das, was dir gut tut..., du erlaubst dir, dass es dir gut geht...

Lasse nun noch ein paar Sekunden das sanfte, heilende Licht auf dich wirken..., nimm wahr, wie wunderbar es sich anfühlt...

Fühle noch ein wenig die intensive Verbindung mit deinem inneren Heiler.... und nimm diese intensive Verbindung und das wunderbare, heilende Licht mit in dein Alltagsbewusstsein..., in das ich dich nun gleich zurückführen werde..., spüre noch ein wenig die Impulse deines inneren Heilers....

Und nun ist es an der Zeit, dass du wieder in dein Alltagsbewusstsein zurückkehrst.

Gehe in deiner Vorstellung langsam wieder die drei Stufen nach oben, die dich zurück in dein Alltagsbewusstsein führen werden...

Gehe die erste Stufe nach oben..., bewege deine Hände und Füße..., spüre die Aktivität und Spannkraft in deine Muskeln zurückkommen..., du bist nun wieder vollkommen beweglich...

Gehe die zweite Stufe nach oben..., atme ein paar Mal tief ein und aus..., nimm einen tiefen Atemzug der Wachheit..., du atmest jetzt wieder mehr und mehr im Rhythmus deiner zurückkehrenden Alltagsaktivität...

Gehe die dritte Stufe nach oben..., öffne deine Augen..., dehne dich..., bewege dich...., räkle dich..., strecke dich..., sieh dich um..., nimm deine Umgebung wieder bewusst wahr..., erhebe dich langsam aus deiner Liegeposition..., du fühlst dich nun erfrischt und gestärkt und bist wieder ganz in deinem Alltagsbewusstsein angekommen...

Wenn du willst, darfst du noch ein paar Minuten lang die Eindrücke der Meditation nachwirken lassen.

Du weißt, dass alles, was du während der Meditation erlebt und wahrgenommen hast, real ist und von nun an immer mehr dein Leben und deine Gesundheit positiv verändern wird. Alles Gute für dich.

~~~
~~~

So liebe Leser, das war sie, die Meditation für den „inneren Heiler", der Ihnen von jetzt an automatisch die richtigen Ernährungstipps einflüstern wird.

Sie können diesen Meditationstext immer wieder lesen, wenn Ihnen danach zumute ist und Sie die wohltuende Wirkung erneut spüren wollen.

Sie können sich den Text auch vorlesen lassen oder auf einen Tonträger aufsprechen und anhören.

Um die maximale Wirkung dieser Meditation für Sie zu erzielen, biete ich sie Ihnen auch als mp3-Meditation zum Anhören an.

Ich habe diesen Meditationstext mit meiner liebevollen, entspannungsfördernden Stimme für Sie aufgenommen und stelle sie Ihnen als mp3 Datei zur Verfügung. Sie finden sie auf meiner Website „Ganzheitlich gesund" zum kostengünstigen Download. Hier ist der Link: www.gesundheit-ganzheitlich.com/meditation-gesund-essen-mp3/

Ich weiß aus eigener Erfahrung, meine Meditation kann zwar keine Symptome wegzaubern, wenn ich meine Salicylat-Verträglichkeitsgrenze wieder einmal überschritten habe. Aber die Meditation hilft mir, dass ich in Zukunft immer besser weiß, welche Nahrungsmittel ich wirklich konsequent meiden sollte, und welche ich einigermaßen toleriere.

Die Meditation hilft mir auch, entspannt mit der Salicylatintoleranz umzugehen und dankbar für die Signale meines Körpers zu sein.

Dasselbe wünsche ich Ihnen, liebe Leser, zum Abschluss dieses Buches.

Nehmen Sie Ihre Salicylatintoleranz ernst und ernähren Sie sich sorgfältig und bewusst mit möglichst salicylatarmen Nahrungsmitteln. Aber vergessen Sie dabei nicht, das Essen und das Leben zu genießen.

Mit der richtigen Ernährung, eventuell der richtigen Behandlung und mit der richtigen inneren Einstellung werden auch Sie mit einer Salicylatintoleranz gesund und glücklich leben können.

Wenn ich mit meinem Ratgeber einen kleinen Beitrag dazu leisten konnte, freue ich mich sehr. Ich wünsche Ihnen, dass es Ihnen von jetzt an in jeder Hinsicht immer besser geht.

Gerne dürfen Sie mit mir Kontakt aufnehmen und mir Rückmeldung geben. Und wenn Ihnen mein Buch gefallen hat, würde ich mich über eine ehrlich gemeinte, positive Rezension sehr freuen.

Alles Gute für Sie!

WEITERFÜHRENDE LITERATUR UND BERATUNG

Nutriologische Medizin: Ein Quellenbuch klinischer Forschung über die Einflüsse von Nahrung, Unverträglichkeiten und Nutrienten auf über 100 Krankheiten, gebundene Ausgabe, von Hannes Kapuste und Melvyn R. Werbach, Hädecke Verlag, 2. Auflage, Juli 2001

Mastzellenfreundliche und histaminarme Küche: Diätanleitung und Rezeptsammlung, Taschenbuch, von Schweizerische Interessengemeinschaft Histamin Intoleranz (SIGHI) und Heinz Lamprecht, Verlag Pro Business digital, 1. Auflage, September 2014

Salicylate Handbook (Englisch), Kindle Edition, von Sharla Race, November 2012

Fachmedizinische Beratung:

Professor Dr. med. Hanns-Wolf Baenkler
Medizinische Klinik III mit Poliklinik
Krankenhausstraße 12
91054 Erlangen

Tel.:   (0 91 31) 8 53 37 96
Mail: hanns-wolf-baenkler@uk-erlangen.de

Ganzheitliche Gesundheitsberatung Online
Inkl. Ernährungsberatung / Salicylatberatung /
Psychologische Beratung

Johanna Kallert
Mozartstraße 5
96148 Baunach

Tel: (0 95 44) 9 84 88 89
Mail: jkallert@web.de
Internet:
www.gesundheit-ganzheitlich.com/salicylatberatung
www.psychologische-beratung-kallert.de

ÜBER MICH

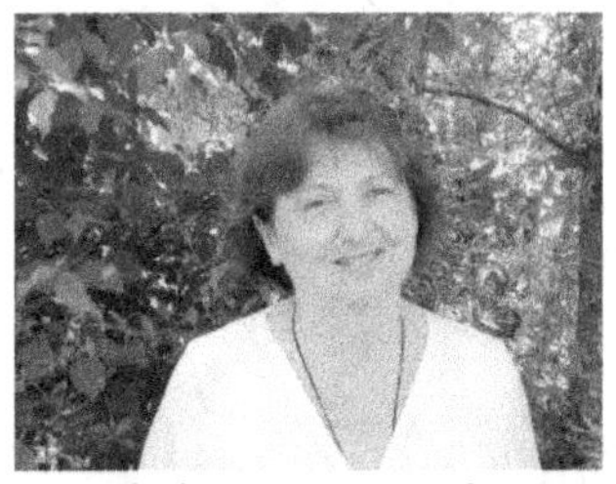

Zum Abschluss dieses Buches können Sie noch ein wenig über mich erfahren, liebe Leser.

Ich bin 1958 geboren, habe zwei erwachsene Kinder und lebe in einer glücklichen Partnerschaft. Von Beruf war oder bin ich Chemotechnikerin, Medizinjournalistin und Heilpraktikerin für Psychotherapie.

Aufgrund dieser beruflichen Kombination suche ich den Schlüssel für Gesundheit auf ganzheitliche Weise. Ich habe erkannt, dass einerseits die Psyche, andererseits aber auch die biochemischen Vorgänge im Körper wesentlichen Einfluss auf unsere Gesundheit haben.

Astrologisch gesehen bin ich eine Wassermannfrau und deshalb wohl auch eine Art „Revoluzzerin". Ich habe den Ausführungen meiner Ärzte nicht immer geglaubt, sondern wollte meine eigenen Wahrheiten finden. Der gesundheitliche Bereich war und ist mir auch deshalb so wichtig, weil ich selbst und auch meine Familienangehörigen von vielen lästigen Beschwerden betroffen waren.

Als Wassermannfrau ist es auch meine Begabung, Zusammenhänge zu verstehen oder herzustellen zwischen Dingen, die andere stets nur isoliert betrachten. Wie oft hatte ich Diskussionen mit meinem früheren Hausarzt, der immer betonte, meine chronische Magenschleimhautentzündung habe nichts mit meiner Kieferhöhlenentzündung und diese wiederum nichts mit meiner Allergie auf Duftstoffe zu tun.

Inzwischen bin ich froh, dass ich meinem Arzt damals nicht geglaubt, sondern weiter nach einer ganzheitlichen Ursache geforscht habe. Ich habe mir selbst so viel Wissen wie nur möglich im Bereich gesunde Ernährung, Nahrungsunverträglichkeiten und Nährstoffmängel angeeignet.

Dabei wollte ich nicht nur ernährungsbedingte, sondern auch psychische und geistige Ursachen im Zusammenhang erkennen. Deshalb habe ich dann im „jugendlichen" Alter von fast 60 Jahren noch eine Ausbildung zur Heilpraktikerin für Psychotherapie, sowie zur Mentaltrainerin und Meditationsleiterin erfolgreich absolviert.

Ich habe mich in positivem Denken und in Entspannungsverfahren geübt, habe mein ganzes Leben, meinen Wohnort und meine Beziehungen verändert, ich habe versucht, mein wahres Selbst zu finden.

All das hat mir gut getan, trotzdem hatte ich nach wie vor manchmal sehr heftige Symptome, die ich auch durch noch so viel positives Denken und Meditieren nicht in den Griff bekam.

Erst seit ich bei meiner Ernährung wieder besser auf Salicylate achte und vor allem auf sämtliche Milchprodukte verzichte, geht es mir von Tag zu Tag besser.

Ich habe erkannt, dass das Sprichwort „Der Mensch ist, was er isst" sehr viel Wahrheit beinhaltet. Auf meiner Website „ganzheitlich gesund" biete ich deshalb auch viele Informationen zum Thema Salicylatintoleranz an, einschließlich einer Salicylate-Liste, die ich regelmäßig aktualisiere.

Mit sehr viel Freude habe ich nun dieses Buch zum Thema Salicylatintoleranz geschrieben. Unterstützt von Herrn Professor Dr. Hanns-Wolf Baenkler kann ich Ihnen nun das erste deutschsprachige Buch über Salicylate anbieten.

Ich wünsche Ihnen, dass Sie daraus viele wichtige Erkenntnisse gewinnen, die Ihnen helfen, Ihre Gesundheit zu verbessern.

Vielen Dank für Ihr Interesse
Ihre Johanna Kallert

Weitere Bücher der Autorin

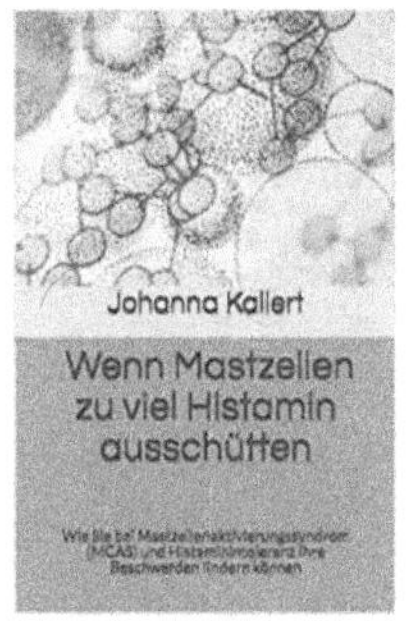

Wenn Mastzellen zu viel Histamin ausschütten – Wie Sie bei Mastzellenaktivierungssyndrom (MCAS) und Histaminintoleranz Ihre Beschwerden lindern

Taschenbuch, Juni 2019, Johanna Kallert

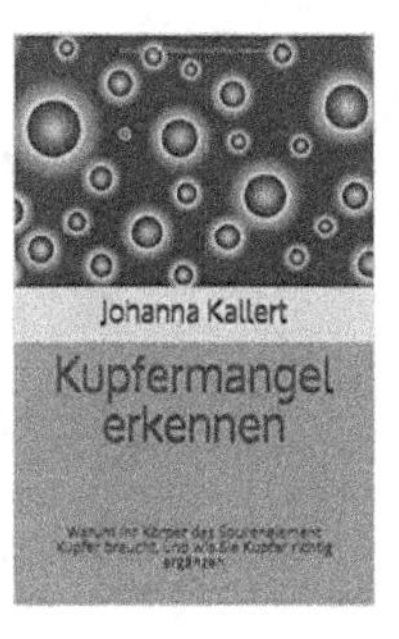

Kupfermangel erkennen – Warum Ihr Körper das Spurenelement Kupfer braucht und wie Sie Kupfer richtig ergänzen

Taschenbuch, Mai 2019, Johanna Kallert